PSYCHOANALYSE UND INDIVIDUALPSYCHOLOGIE

VON

Professor Dr. med. habil.
ALFRED BRAUCHLE

PHILIPP RECLAM JUN. STUTTGART

Universal-Bibliothek Nr. 7085

Gesetzt in Borgis Garamond-Antiqua. Printed in Germany **1979**. Herstellung: Reclam Stuttgart
ISBN 3-15-007085-6

VORWORT

Wie das Heft „Hypnose und Autosuggestion“ ist auch diese Arbeit vor bald dreißig Jahren geschrieben worden. Es handelte sich für mich damals darum, meine Erfahrungen auf dem Gebiete der seelischen Beeinflussung durch Studium von Psychoanalyse und Individualpsychologie zu ergänzen.

Die Bücher Sigmund Freuds haben mich immer wieder durch die Weite ihrer Problemstellung und die Klarheit ihres Stiles beeindruckt. Ich beschloß daher, das Studium mit der Durchführung einer praktischen Analyse zu ergänzen.

Bei einem Kollegen der psychoanalytischen Poliklinik in Berlin habe ich mich einer solchen Analyse unterworfen, dieselbe aber nach 35 Stunden wieder abgebrochen, sie also nicht zu Ende geführt. Von mir aus gesehen war es so, daß mir die Heilwirkung der „Hypnose und Autosuggestion“ viel mehr einleuchtete als diejenige der Analyse. Hatte ich doch damals gerade durch die Selbstbeeinflussung einen ans Wunderbare grenzenden Selbsterfolg erlebt. Vom Standpunkt des Analytikers indessen aus gesehen, waren meine Widerstände zu groß, die Analyse bis zu ihrem Abschluß durchzuführen.

Ich kann mich deshalb mit gutem Recht niemals Analytiker nennen, da ich nach der ganzen Struktur meines Geistes viel mehr zur Synthese als zur Analyse neige und deshalb immer die Verfahren der seelischen Beeinflussung im Sinne Coués und Wetterstrands vorgezogen habe.

Indessen: Die Lehren der Analyse sind so wichtig, daß man sie in ihren Grundzügen kennen sollte. Auch gibt es vielerlei Erscheinungen am seelisch Kranken, die ohne Kenntnis analytischer Lehre nicht begriffen werden können.

Ich habe mich deshalb entschlossen, die Lehre der Analyse hier ohne eigenes Urteil vorzutragen, so kurz und klar wie möglich. Möge diese sachliche Darstellung es erreichen, der Analyse neue Freunde oder neue sachliche Gegner zuzuführen.

Wenn auch sichtbar wird, daß der Höhepunkt eines Interesses an der Psychoanalyse Freuds bereits überschritten ist, wird man doch nie umhin können, Freud als einen genialen Psychologen unvergessen zu halten.

Die Lehre der Individualpsychologie ist schneller wirksam und besser verständlich als die Methode der Freudschen Analyse. Von ihr muß deshalb jeder Gebrauch machen, der an sich selbst oder am anderen psychologisch interessiert ist. Vor allem der Nervöse und seelisch Kranke bekommt hier verhältnismäßig bald eine praktische Hilfe zu spüren, die ihm so not tut. Zum Zwecke der „Ermutigung“ hinwiederum lassen sich „Hypnose und Autosuggestion“ trefflich verwenden, so daß eigentlich zwischen beiden Verfahrensweisen eine engere Verbindung besteht.

Den Begründer der Individualpsychologie, Alfred Adler, habe ich seinerzeit persönlich kennengelernt und an seinen Vorträgen teilgenommen. Das einschlägige Schrifttum ist am Ende dieses Heftes verzeichnet.

Diese Neuauflage erscheint in der ursprünglichen, unveränderten Form.

Berlin 1930

Schönau (Schwarzwald) 1953/61

Prof. Brauchle

DIE PSYCHOANALYSE

KURZER GESCHICHTLICHER ÜBERBLICK

Die Psychoanalyse nimmt ihren Ursprung aus den Beobachtungen des Wiener Arztes Dr. *Joseph Breuer*. Dr. Breuer behandelte in den Jahren 1880 bis 1882 eine 21jährige hysterische Patientin, die an Lähmungen, Dämmerzuständen, Schluckbeschwerden und anderen Störungen litt. Während sich die Patientin in der Hypnose befand, fing sie unaufgefordert an, Erlebnisse und Gedanken aus ihrem Leben zu erzählen, von denen sie im Wachzustand nichts wußte. Dr. Breuer gab ihr Gelegenheit zu immer wiederholten hypnotischen Aussprachen, und es gelang ihm in seiner großen Geduld, diese Patientin gesund zu machen. Während man sonst bei Anwendung der Hypnose dem Patienten gewisse Verbote und Heilgedanken eingab, änderte Dr. Breuer diese Technik, indem er geduldig anhörte, was die Patientin selbst zu erzählen hatte. Es zeigte sich, daß das Ausgesprochene mit den Krankheitszeichen in Verbindung stand, gleichsam eine unterbewußte Erklärung für sie vorbrachte. Dieses Aussprechen, das Wiederholen von vergessenen Erlebnissen mit allen begleitenden Gemütszuständen, nennt man Abreaktion oder *Katharsis* (Seelenreinigung). Die Katharsis ist eine Art Beichte. Während aber bei der kirchlichen Beichte nur bewußte Schuldgefühle vorgebracht werden, ist die Katharsis eine Beichte von unbewußten Erlebnissen.

Um diese Zeit, da Dr. Breuer seine Studien an der berühmt gewordenen hysterischen Patientin machte, war *Sigmund Freud* noch Student. Später lernte Dr. Freud die Hypnose bei Prof. Charcot in Paris und vor allem bei Prof. Bernheim in Nancy kennen. Bernheim ist der Begründer der modernen wissenschaftlichen Auffassung von der Hypnose. Sein klassisches Werk über die Suggestion hat Freud ins Deutsche übersetzt. Freud übte in seiner Wiener Praxis zunächst jahrelang die hypnotische Behandlung von nervösen Patienten aus, so wie er sie von Bernheim gelernt hatte. Als er von Breuer hörte, interessierten ihn dessen Beobachtungen an der hysterischen Patientin sehr. Nach gemeinsamen Studien veröffentlichte er mit Breuer zusammen im Jahre 1895 die grundlegende Arbeit „Studien über Hysterie". Während Breuer sich mit der Verfolgung dieser interessanten Beobachtungen nicht mehr beschäftigte, übte Freud die kathartische Methode in seiner Wiener Praxis regelmäßig weiterhin aus.

Prof. Sigmund Freud gilt als der eigentliche Träger und der wesentliche Begründer der Psychoanalyse, wie sie heute bekannt ist. Freud stand lange Jahre mit seinen Erkenntnissen über den Traum und die nervösen Erkrankungen ganz vereinsamt, ja er mußte sich die vielfachsten Angriffe und Verunglimpfungen von allen Seiten, nicht zuletzt von der wissenschaftlichen Medizin, gefallen lassen. *Den Beginn der Freudschen Analyse setzt man an mit der Aufgabe der Hypnose.* Freud verzichtete später völlig auf die Anwendung der Hypnose und setzte an ihre Stelle die Methode des freien Einfalles. Von 1902 ab scharte Freud eine Anzahl jüngerer Ärzte um sich, die er die Psychoanalyse lehren wollte. 1907 trat der bekannte Züricher Irrenarzt Prof. *Bleuler* mit Freud in Verbindung, nahm dessen Lehren auf und verschaffte ihnen die erste wissenschaftliche Beachtung. Assistenten von Bleuler waren damals *C. G. Jung*, der allmählich eine eigene Psychoanalyse ausbildete, und Dr. *Eitingon*, der später die psychoanalytische Poliklinik in Berlin gründete. In Salzburg, Nürnberg und Weimar 1908, 1910 und 1911 fanden psychoanalytische Privatkongresse statt, die dazu mithalfen, daß die Lehren Freuds immer mehr Beachtung fanden. Es wurden Zeitschriften gegründet, so 1907 „Schriften zur angewandten Seelenkunde", 1908 „Jahrbuch der Psychoanalyse", 1910 „Zentralblatt für Psychoanalyse", 1912 „Imago" und 1913 „Internationale Zeitschrift für Psychoanalyse". Allmählich wurden psychoanalytische Vereinigungen auch in Amerika, in England und in Ungarn gebildet. Heute findet die Psychoanalyse allgemeine Beachtung.

Zwei Abfallbewegungen von Freuds Lehre sind bemerkbar. Dr. *Alfred Adler*, dessen Lehre „Individualpsychologie" wir kennenlernen, ist 1910/11 zu Freud in einen offenen Gegensatz getreten. Ihm wurde von Freud das Zeugnis eines bedeutenden, besonders grüblerisch veranlagten Kopfes ausgestellt. Aber während Freud seine Hauptkraft dem Studium der Sexualtriebe widmete, legte Adler den ganzen Nachdruck auf die Auswirkung der Ichtriebe. Adler schätzt die von Freud so sehr hervorgehobene Bedeutung des Unterbewußten gering.

1913 wurde auch die Gegnerschaft von C. G. Jung zu Freud offenkundig. Auch bei Jung tritt die Bedeutung der Sexualkraft sehr zurück. Die Triebe überhaupt spielen im Gegensatz zu Freud und Adler eine geringe Rolle. Die Fragen der Ethik und der Religion stehen mehr im Vordergrund und haben eine ganz andere Bedeutung als bei Freud.

Es gibt heute viele Schattierungen der Psychoanalyse. Freud selbst gesteht nur denjenigen Richtungen das Recht zu, sich Psychoanalyse zu nennen, welche die Tatsachen der „Übertragung" und des „Widerstandes" anerkennen. Wir werden im folgenden diese Begriffe kennenlernen.

Freud hat mit allem Nachdruck darauf aufmerksam gemacht, daß nur ein kleiner Teil des seelischen Erlebens sich im Bewußtsein abspielt, der größere Teil dagegen sich unterbewußt vollzieht. Dieses Unterbewußtsein bringt eine Reihe von Erscheinungen hervor, die man vor Freud nicht verstanden hat: die Fehlleistungen, die Träume und die nervösseelischen Erkrankungen oder Neurosen. Als Triebkraft bei der Entstehung von Traum und Neurose spielt der Sexualtrieb oder die „Libido" eine beherrschende Rolle. Die Verwandlungen, welche diese Libido erfährt, wie sie vom Bewußtsein her verdrängt wird, welche Widerstände das Ich der Erkenntnis des eigentlichen Sachverhaltes entgegensetzt und welche Heilmöglichkeiten aus der Übertragung erblühen, das ist der Gegenstand der eigentlichen Psychoanalyse.

I. DIE FEHLLEISTUNGEN

Unter Fehlleistungen versteht man fehlgegangene Leistungen. Man hat die Absicht, ein Ziel zu erreichen, und schießt an diesem Ziel vorbei. Aber diese falschen Leistungen sind nur falsch vom Standpunkt der ursprünglichen Absicht aus; sie sind richtig vom Standpunkt einer zweiten Absicht, die sich mehr oder weniger verborgen hält. Eine gestörte Absicht und eine störende Absicht vereinigen sich in der Hervorbringung der Fehlleistung.

Der Sprachgebrauch kennzeichnet eine Fehlleistung meist durch die Vorsilbe „ver". Das Versprechen, Verlesen, Verhören, Vergessen von Namen und Vorsätzen, das Verlegen und Verlieren sind solche Fehlleistungen. Wenn man sagt, man habe etwas vergessen, so bedeutet das, daß man ursprünglich die Absicht gehabt hat, etwas zu behalten. Diese Absicht des Behaltens kann gestört werden durch eine unbewußte Gegenabsicht, die an der Störung ein bestimmtes Interesse haben muß. In manchen Fällen wird der Sinn des Versprechens leicht einleuchten, in anderen Fällen bedarf es einer längeren Untersuchung, um den Zusammenhang deutlich zu machen. Bei der Betrachtung der Fehlleistung stoßen wir schon auf einen Kernsatz der Psychoanalyse, der annimmt, daß alles, was man spricht, was man denkt, was man fühlt, was man tut, einen persönlichen Sinn haben müsse, niemals sinnlos sein könne. Auch die Fehlleistungen, das wird jeder wenigstens in einem gewissen Maße zugeben müssen, sind determiniert, in ihrem Auftreten durch hinterhältige oder untergründige Absichten bestimmt. Es gibt zwar eine Reihe körperlicher Bedingungen für das Zustandekommen von Fehlleistungen, z. B. ein allgemeines Unpäßlichsein, Zustände von Ermüdung, Aufregung und Zerstreutheit. In anderen Fällen wiederum treten Fehlleistungen auf, wenn uns an der richtigen Leistung ganz besonders viel gelegen ist. Aber diese Bedingungen sind nur Voraussetzung für das Zustandekommen einer Fehlleistung. Sie erklären keinesfalls, warum die Fehlleistung gerade diesen und keinen anderen Inhalt hat. Hat sich eine Fehlleistung ergeben, ohne daß man deren Erzeuger, seine Lebensgewohnheiten, seine Umgebung kennt, so wird man schwer sagen können, ob diese einen

Sinn habe. Aber es kommt immer darauf an, daß man bei einer psychoanalytischen Behandlung die Fehlleistung oder den Traum oder das nervöse Symptom in einen verständlichen Zusammenhang mit ebendieser Person bringt. Man wird also beim Auftreten einer Fehlleistung direkt fragen, was diese zu bedeuten habe. Findet man keinen raschen Aufschluß, so wird der zu Prüfende aufgefordert, sich Gedanken zu dieser Fehlleistung planlos einfallen zu lassen. Man kommt dann oft dem Sinn der Fehlleistung durch diese Einfälle bei und gleichzeitig zur Erkenntnis, daß sowohl Fehlleistung wie die dazugehörigen Einfälle vom selben Hinterhalt oder Untergrund der Seele bestimmt sind. Nun einige Beispiele.

Ein Beispiel von Versprechen: Ein Patient meiner Sprechstunde fragt mich, ob es nicht zweckmäßig sei, von Berlin abzureisen, damit andere Eindrücke auf ihn „einstören". Der Patient wollte sagen „einströmen", aber er versprach sich und sagte „einstören". Ohne Urteil über den Patienten könnte man sich von dieser Fehlleistung nur schwer ein Bild machen, aber aus Kenntnis der Persönlichkeit heraus wird die Aufklärung leicht gelingen. Der Patient war nämlich ein ungemein nervöser Herr, den alles störte, wo immer er sich befinden mochte. Er wollte zwar verreisen in der Hoffnung, durch das Einströmen neuer Eindrücke zu genesen, im Grunde seiner Seele aber wußte er genau, daß ihn auch diese neuen Eindrücke nur wieder stören würden. Die Absicht, zu sagen, neue Eindrücke werden auf mich „einströmen" und werden mich bessern, wird gestört durch die andere Absicht, die sich vordrängt mit dem Wissen: das Einströmen neuer Eindrücke hat ja gar keinen Sinn für dich, da sie dich

ja mit aller Sicherheit „stören“ werden. Das Versprechen „einstören“ erfüllt keine von den beiden Absichten ganz, wird aber beiden bis zu einem gewissen Grade gerecht. – *Ein zweites Beispiel von Versprechen:* Der Arzt A. sagt zum Arzt B. freundlich wohlwollend: „Ich beglückwünsche Sie, lieber Kollege, zu Ihrem Ruf als Psychopath.“ Er wollte sagen „als Psychotherapeut“, d. h. als Seelenarzt, denn es war von einer Patientin die Rede, die der Arzt B. durch seelische Behandlung gesund gemacht hatte. Die freundlich wohlwollende Absicht 1 bei A. war, dem Kollegen B. ein Kompliment zu machen mit den Worten: „Ich beglückwünsche Sie zu Ihrem Ruf als Psychotherapeut“, eine Absicht 2 aber, die dem Sprecher sicher nicht bewußt war, hat die Anerkennung vereitelt und eine Beleidigung daraus gemacht, denn mit „Psychopath“ ist hier ein seelisch minderwertiger Mensch gemeint. Auch diese Fehlleistung ist nicht ohne weiteres verständlich; sie wird klar aus der Kenntnis der Vorgeschichte der Beziehungen zwischen A. und B. B. war bei A. eine Zeitlang Assistent gewesen. Während dieser Zeit hatten sie beide einmal eine heftige Auseinandersetzung. Es kam zwar später wieder zu einer Beruhigung, aber der peinliche Eindruck jener Auseinandersetzung hat sich nie verwischen lassen. Es blieb eine halb bewußte, halb unterbewußte Feindschaft zwischen beiden. Die Feindseligkeit ist die Absicht 2 bei A., die es nicht zulassen konnte, daß die Absicht 1, B. eine Verbeugung zu machen, sich verwirklichte. Die Absicht 2 läßt zwar die Absicht 1 in ihrem Verlauf angedeutet, vereitelt aber doch den endgültigen Erfolg, indem sie den anerkennenden Glückwunsch in eine deutliche Beleidigung verkehrt. Der Sinn dieser Fehlleistung läßt sich so darstellen: Eigentlich

möchte ich Sie zu Ihrem Erfolg, Ihrem Ruf als Psychotherapeut beglückwünschen, aber damals haben Sie diese üble Auseinandersetzung mit mir gehabt, die Ihnen nicht vergessen sein soll. Und so müssen Sie sich ruhig gefallen lassen, daß ich Sie einen Psychopathen schimpfe.

Ein Beispiel von Vergessen: Der Herr X. ist mit der Dame Y. seit langen Jahren befreundet. Alljährlich kommt er mit Geschenken und Blumen zu ihrem Geburtstag. Eines Tages erscheint er ahnungslos und wundert sich, daß die Dame so viele Blumen in ihrem Zimmer stehen hat. Sie muß ihn darauf aufmerksam machen, daß heute Geburtstag ist. Er erschrickt und stammelt peinlich verlegen Entschuldigungen; er hat den Geburtstag vergessen. Die peinliche Verlegenheit des Herrn X., als er hört, heute sei Geburtstag, deutet an, daß er eigentlich die Absicht und die Teilnahme gehabt habe, diesen Tag im Gedächtnis zu behalten. Aber es wird niemand im Ernst daran zweifeln, er hätte diesen für ihn wichtigen Tag nicht vergessen, wenn er ein eindeutiges Interesse an dem Gedenken gehabt hätte. Es ist vielmehr sicher anzunehmen, und es wird durch die weitere Entwicklung der Beziehungen zwischen X. und Y. bestätigt, daß in dieser Zeit auch eine Absicht der Verleugnung, der Ablehnung, der Nichtachtung gegen seine Freundin in der Seele des Herrn X. vorhanden war. Absicht 2 gewinnt völlig die Oberhand und verhindert (durch das Vergessen) die Absicht 1, sich bemerkbar zu machen. Das Vergessen ist nicht bedingt durch eine Schwäche des Gedächtnisses, sondern ist vielmehr eine aktive Leistung, der wir häufig bei psychoanalytischer Betrachtung begegnen. Man spricht von einer Verdrängung, indem man annimmt, daß eine

unterbewußt absichtliche Zurückhaltung der Erinnerung stattgefunden hat. Nicht gedacht soll ihrer werden an diesem Tage, dieser undankbaren, bösen Person; das ist der Sinn dieses Vergessens, der sich aus der Kenntnis der wirklichen Lebenslage ergibt.

Ein Beispiel von Verschreiben: Die Dame V. schreibt an die Dame M. einen Brief. Der Brief ist mit sorgfältiger Handschrift und richtigen Satzzeichen abgefaßt. Es ist die Gewohnheit von V., vor dem Abschicken jeden Brief ein zweites Mal zu überlesen. Bei dem Brief fällt auf, daß das „Sie" in der Anrede öfters klein geschrieben ist. Zu Beginn des Briefes und ein paarmal noch am Ende groß geschrieben, wird es in der Mitte des Briefes mit gleichbleibender Hartnäckigkeit klein geschrieben. M. und V. sind vor aller Welt miteinander befreundet, und auch der Inhalt des Briefes enthält nichts, was dieser Freundschaft widerspricht. Aber die wirkliche Gefühlseinstellung, in der V. sich befand, als sie an M. schrieb, und die geprüft werden konnte, war eine Ablehnung. V. war sich dieses Gefühles der Ablehnung völlig bewußt, aber sie hatte trotz alledem die Absicht, ihren Brief nach den Regeln der Rechtschreibung zu verfassen. Unbemerkt schlich sich das Gefühl der Ablehnung als zweite Absicht in die Feder der Schreiberin ein. Sie schrieb das „Sie" in der Anrede klein und gab damit unbewußt ihrer Verachtung für M. Ausdruck.

Bei diesem Beispiel handelte es sich nicht nur um ein Verschreiben, sondern auch um ein *Verlesen,* indem die Schreiberin ein zweites Mal ihren Brief überlas mit der Absicht, Fehler in der Rechtschreibung zu verbessern. Aber sie war gegen ihre zahlreichen Fehler mit Blindheit geschlagen. Dieses Blindsein gegen Fehler ist nicht als eine Müdigkeit der Aufmerksamkeit aufzufassen, sondern als ein beabsichtigtes Nichtsehenwollen, denn die Gemütserregung bei V. hat unter allen Umständen das Bestreben, sich durchzusetzen. Die Absicht, untadelig zu sein, wird durch die Absicht, unverhohlen seine Meinung zu sagen, in der Fehlleistung des Verschreibens und Verlesens überwunden.

Ein Beispiel von Verlegen: Ich trug meine silberne Konfirmationsuhr ganz regelmäßig fünfzehn Jahre in der Tasche. Ich schätzte diese Uhr sehr wegen ihrer unbedingten Zuverlässigkeit. Eines Tages entstand in mir der Wunsch, an ihrer Stelle eine goldene Armbanduhr zu besitzen. Zwischen mir und der goldenen Armbanduhr stand aber immer wieder meine silberne Konfirmationsuhr. Sie warb durch ihre Zuverlässigkeit und legte mir nahe, daß doch bei ihrem Vorhandensein die Anschaffung einer goldenen Uhr eine unnötige Geldausgabe sei. Auf der einen Seite die Absicht, die silberne Konfirmationsuhr wegen ihrer Zuverlässigkeit und aus Sparsamkeitsgründen zu behalten, auf der anderen Seite der Wunsch nach einer goldenen Armbanduhr. Eines Tages fiel mir auf, daß mir meine silberne Konfirmationsuhr nicht zur Hand war. Ich mußte sie ganz im Gegensatz zu meiner sonstigen Gewohnheit verlegt haben, wußte aber nur nicht, wo. Acht Tage suchte ich sie vergeblich, bis ich sie endlich fand. Merkwürdig war, daß mir nach acht weiteren Tagen wieder das gleiche Unglück zustieß und ich meine silberne Uhr von neuem suchen mußte. Nach einigen Tagen fand ich sie wieder. Zum Glück bekam ich um diese Zeit eine goldene Armbanduhr geschenkt, wodurch der „Tücke des Objekts“ ein Ende bereitet wurde. Der Wunsch nach der goldenen Uhr, in seinem Bestreben, sich durchzusetzen, hatte mich veranlaßt, meine Silberuhr irgendwo abzulegen; er entzog mir gleichzeitig die Erinnerung, wo ich sie abgelegt hatte. Ich hatte sie irgendwo hingelegt, wo ich sie nicht mehr fand, d. h. ich hatte sie verlegt. Die Absicht, sie zu behalten, wurde in der Fehlleistung durch die Absicht überwunden, lieber eine neue zu gewinnen.

II. DER TRAUM

Wir müssen bei der Betrachtung des Traumes den grundsätzlichen Unterschied machen zwischen *unentstellten* und *entstellten Träumen.* Wir betrachten zunächst die unentstellten Träume.

Die unentstellten Träume

1. Kinderträume

Sie sind kurz, klar, zusammenhängend, leicht verständlich und unzweideutig. Sie treten erstmalig auf mit dem Beginn der kindlichen Seelentätigkeit und dauern bis zum 4. oder 5. Lebensjahr. Auch im späteren Kindesalter kommen sie gelegentlich noch vor. Der Kindertraum stellt eine Auseinandersetzung dar zwischen dem nächtlichen Seelenleben des Kindes und den Erlebnissen vom vorausgegangenen Tage. Gewisse Wünsche sind im Laufe dieses Tages dem Kinde nicht erfüllt worden, sie werden in den Schlaf mit hinübergenommen und wollen auch dort nicht zur Ruhe kommen. Der unerfüllte Wunsch würde den Schlaf stören, wenn nicht die Erfüllung des Wunsches in Form eines Traumes das Erwachen verhinderte. Der Traum ist der Hüter des Schlafes, indem er beim Kinde störende Tagwünsche als erfüllt zum Erlebnis bringt.

2. Tagträume

Sie beschäftigen Kind und Erwachsenen in Form von „Phantasien“ und „Luftschlössern“. Sie unterscheiden sich von den Schlafträumen dadurch, daß sie während des Wachzustandes auftreten und daß sie weniger bildhaft erlebt werden, sondern mehr in Form von Gedanken und Vorstellungen ablaufen. Die Tagträume sind Wunscherfüllungen. Sie bringen über Enttäuschungen des Lebens hinweg; unerfüllte Hoffnungen des Berufes, unbefriedigte Wünsche der Liebe werden vom Erwachsenen im Tagtraum als erfüllt und befriedigt dargestellt.

3. Träume auf Leibreize, Ungeduldsträume, Bequemlichkeitsträume

Sie sind auch beim Erwachsenen wie die Kinderträume unentstellt. Bei den Träumen auf Leibreize stören Hunger, Durst oder geschlechtliche Wünsche den Schlafenden. Der Traum versucht in solchen Fällen den Hunger als gestillt, den Durst als gelöscht und das sexuelle Bedürfnis als befriedigt darzustellen. Im Falle des geschlechtlichen Bedürfnisses kann der Traum eine körperliche Entspannung auslösen (Samenerguß). Im Falle des Hungers und Durstes jedoch wird der Traum das Erwachen nur so lange verhindern können, als beide Leibreize noch schwach sind. Starker Hunger, starker Durst müssen wirklich befriedigt, können nicht auf die Dauer traumhaft als erfüllt dargestellt werden.

Die Ungeduldsträume treten auf während der Vorbereitung zu einer Reise, zu einem Vortrag, zu einer Theateraufführung, zu einem Besuch. Sie stellen die Reise als gemacht, den Vortrag als gehalten, Theateraufführung und Besuch als erledigt dar. In den Ungeduldsträumen kommt eine tatsächliche Erwartung verfrüht zur Erfüllung.

Die Bequemlichkeitsträume sind allen bekannt, die am Morgen schwer aufstehen. Wenn der Wekker früh rasselt, träumt man von einem Glockengeläute oder von einem Schellengerassel am Pferdeschlitten, um der Notwendigkeit, aufzustehen, enthoben zu sein. Der Bequemlichkeitstraum erledigt einen störenden Reiz, der uns wecken sollte, und erlaubt uns, in der Bequemlichkeit des Ruhens und des Schlafens weiter zu beharren.

Die entstellten Träume

Der Erwachsene kennt seine Träume nur als eine Summe von sinnlosen Bildern und Begebenheiten. Da sie seiner Vernunft widersprechen, hält er sie für wertlos und außer allem Zusammenhang mit seinem Leben stehend. Um die Träume im Sinne Freuds verstehen zu lernen, müssen wir uns verschiedene Begriffe deutlich machen.

1. Der manifeste (offensichtliche) Trauminhalt

Wir dürfen da zunächst den manifesten Trauminhalt mit den latenten (verborgenen) Traumgedanken nicht verwechseln. Unter dem manifesten Trauminhalt verstehen wir die Form des Traumes, wie er dem Schläfer oder Erwachenden bewußt wird. Wenn man einen erlebten Traum erzählt, meint man damit immer den manifesten Trauminhalt. Dieser manifeste Traum vollzieht sich in der Form von Bildern, die aufeinanderfolgen, ohne von einem deutlichen Sinn zusammengehalten zu werden. Der manifeste Traum spielt sich also nicht ab wie das Tagträumen in Form von phantastischen Gedanken und Vorstellungen, sondern in Gestalt von Visionen, Halluzinationen. Das ist das erste Merkmal, das wir kennenlernen: der manifeste Traum ist bildhaft. Er unterscheidet sich dadurch von den „latenten" Traumgedanken, von denen er seinen Ursprung nimmt. Die latenten Traumgedanken sind die Veranlassung zum manifesten Traum. Kein manifester Traum ohne tieferliegende Traumgedanken. Beide vollziehen sich im Bereich des Unbewußten. Der manifeste Traum kann beim Erwachen ohne weiteres bewußt werden, während die latenten Traumgedanken erst durch eine analytische Deutungsarbeit gefunden werden können.

2. Die latenten (verborgenen) Traumgedanken

Sie zerfallen in zwei Bestandteile, die voneinander, ihrer Herkunft und ihrem Wesen nach, gänzlich verschieden sind. Wir haben bei den Kinderträumen gehört, daß unerfüllte Wünsche vom Tage durch den Traum erledigt werden. Unerfüllte Wünsche, unbefriedigte Triebregungen, unausgesprochene Mahnungen, vergessene Vorsätze, die nach Ablauf der bewußten Tagesarbeit übrigbleiben und in den unbewußten Schlafzustand mit hinübergenommen werden, bezeichnet man als *Tagesreste*. Die latenten Traumgedanken sind zur einen Hälfte Tagesreste; sie enthalten also nicht bildhaft, sondern in gedanklicher Form, wie es den bewußten Denkgesetzen entspricht, Wünsche, Warnungen, Vorsätze, Mahnungen. Sie sind aus dem Bewußtsein des Tages in das Unterbewußte des Schlafes übernommen worden. Eigentlich Fremdlinge des Unterbewußten, nur Kehrichtabfall, Reste der bewußten Tagesarbeit. Dieser eine Bestandteil der latenten Traumgedanken ist unschwer zu begreifen. Die Tagesreste stören den Erwachsenen wie das Kind im Schlafe; während sie aber beim Kinde unentstellt im Traum zur Erfüllung kommen, findet beim Erwachsenen eine Traumentstellung statt. Diese Traumentstellung beim Erwachsenen läßt sich gar nicht verstehen, solange man nur die Tagesreste als Bestandteil der latenten Traumgedanken kennt. Sie wird begreiflich, sobald man sich mit dem zweiten Bestandteil, den *Kindheitswünschen,* bekannt gemacht hat. Die Beeinflussung der aus unserem Bewußtsein übernommenen Tagesreste durch einen unterbewußten Kindheitswunsch erklärt die ganz merkwürdige Gestaltung des manifesten Traumes.

Die Kindheitswünsche

sind gleichsam die Triebkräfte, die sich mit den Tagesresten vermengen und zur Traumbildung überhaupt Veranlassung geben.

Diese Kindheitswünsche sind entweder egoistischer oder sexueller, libidinöser Art. Das Kind ist kraß egoistisch, rücksichtslos, möchte im Mittelpunkt der Familie stehen, die Mutter allein für sich haben; es wehrt sich gegen Nachkömmlinge und haßt diese. Störungen von seiten der anderen Familienmitglieder werden mit dem Wunsche nach deren Beseitigung beantwortet. Da das Kind sich unter Tod nichts vorstellen kann und Tod mit Beseitigung gleichsetzt, sind kindliche Todeswünsche den nächsten Angehörigen gegenüber als Bestandteile der latenten Traumgedanken keine Seltenheit.

Die libidinösen Kindheitswünsche äußern sich in der verschiedensten Form. Da die Geschlechtsorgane des Kindes unreif sind, muß sich auch das kindliche Sexualstreben in einer ganz unentwickelten, unreifen Form äußern. Die kindliche Libido kommt z. B. als Lustbestreben durch den Mund zur Beobachtung. Das Kind saugt an der Mutterbrust, nicht nur zur Nahrungs-, sondern auch zur Lustgewinnung. Es lutscht am eigenen Daumen, es spielt mit seinen Geschlechtsorganen, es hat eine geheime Lust an der Urin- und Stuhlentleerung. Von einem gewissen Alter ab macht sich ein Trieb bemerkbar, sich anderer Menschen, z. B. der Mutter, zu bemächtigen, sie zu überwinden, sie (in Andeutungen) zu vergewaltigen. Diese kindlich-libidinösen Äußerungen haben mit der normalen Sexualbefriedigung des Erwachsenen keine Ähnlichkeit, dagegen mit den Perversitäten der Erwachsenen. Man versteht unter einer Perversität eine geschlechtliche Verkehrtheit, eine geschlechtliche Lustgewinnung z. B. durch den Mund an Stelle der Geschlechtsorgane, durch den After an Stelle der Scheide, eine Lustgewinnung durch Vergewaltigung (Sadismus) oder umgekehrt durch Schmerzerduldung (Masochismus) und anderes mehr. Man hat vom Standpunkt dieser Ähnlichkeit aus die kindliche Sexualität als vielseitig pervers bezeichnet. Später davon mehr.

Libidinöse und egoistische Kindheitswünsche vermischen sich mit den Tagesresten zum Material der latenten Traumgedanken.

3. Zensur und Traumarbeit

Die latenten Traumgedanken sind Bestandteil des Unterbewußtseins. Sie werden von der bewußten Erinnerung ferngehalten, weil das Bewußtsein vor den verwerflichen egoistischen und perversen Wünschen erschrecken würde. Diese peinlichen, aus der Kindheit stammenden Wünsche dürfen niemals unentstellt dem bewußten Ich zugänglich werden und müssen im Unterbewußtsein zurückgehalten werden. Um diese Zurückhaltung ist eine Art unterbewußtes Gewissen bemüht, eine Traumzensur, die mit der später kennenzulernenden Verdrängungsinstanz identisch ist. Die Traumzensur ist unterbewußt tätig, und sie vertritt den unterbewußten Wünschen und Absichten gegenüber das Veto der bewußten Persönlichkeit. Während des Tages ist diese Zensur wach und stark. Solange wir wach sind, merken wir deshalb nie etwas von einem egoistischen oder perversen Kindheitswunsch in uns. Während des Schlafes aber erlahmt die Kraft der Zensur, und die unterbewußten Kindheitswünsche in uns machen sich bemerkbar. Sobald einmal die Kraft der Zensur ihnen gegenüber erlahmt und sie sich unentstellt dem Bewußtsein gegenüber bemerkbar machen, erwacht das schlafende Individuum mit Angst als Ausdruck für den Schrecken, den es vor seinen eigenen Wünschen und Absichten empfindet. Für gewöhnlich aber bleibt die Kraft der Zensur auch während des Schlafes stark genug, um die verbotenen Wünsche vor der bewußten Erkenntnis zu verbergen. Unter dem Einfluß der Zensur werden die latenten Traumgedanken und damit die Kindheitswünsche einer Traumarbeit unterworfen, mit dem Ergebnis, daß sie völlig entstellt und unkenntlich gemacht werden. In dieser entstellten Form können sie dann ruhig bewußt werden.

Die Zensur in uns ist das Ergebnis der Erziehung. Durch das elterliche Verbot wird die Befriedigung der perversen und egoistischen Kindheitswünsche unterbunden. Wenn das Kind seine Erzieher liebt, nimmt es deren Verbote in sich auf und macht sie zur eigenen Stimme des Gewissens. Das äußere Verbot ist die Veranlassung zur Bildung des Gewissens. Die Zensur ist nichts anderes als der unterbewußte Bestandteil des Gewissens.

Die Zurückdrängung der Kindheitswünsche durch das Verbot der Erziehung, später durch das Verbot des eigenen Gewissens, ist so ausgiebig, daß der Erwachsene keine Erinnerungsspuren an diese Zeit mehr in sich trägt. Die Kinderzeit bis zum 5. Lebensjahr ist für den Erwachsenen bewußt vergessen, in der unterbewußten Erinnerung dagegen erhalten. Allnächtlich kehrt der Erwachsene, sofern er träumt, in die Zeit seiner Kindheit zurück. Diese Periode der kindlichen Erinnerungslosigkeit wird durch die analytische Deutungsarbeit wieder in die bewußte Erinnerung zurückgerufen.

Wir halten also fest: In der Tiefe des Unbewußten sitzen perverse und egoistische Kindheitswünsche, die durch die Erziehung als ekelhaft verdrängt worden sind. Diese Wünsche bilden den einen Bestand der latenten Traumgedanken des Erwachsenen; als zweiter Bestand kommen die Tagesreste in Frage. Kindheitswünsche und Tagesreste bilden das Material der latenten Traumgedanken. Unter dem Einfluß der Zensur geschieht durch den Vorgang der Traumarbeit die Überführung der latenten Traumgedanken in den manifesten Traum. Zwischen latentem Traum und manifestem Traum stehen also Zensur und Traumarbeit. Der Sinn von Zensur und Traumarbeit liegt in einer Traumentstellung. Diese Traumentstellung geschieht zunächst einmal durch die *Verdichtung*. Der Inhalt der latenten Traumgedanken wird zu einem verkürzten Inhalt des manifesten Traumes verdichtet. Als weiteres Moment der Traumarbeit kommt die *Verschiebung* in Frage. Das Hauptgewicht der latenten Traumgedanken wird auf einen Nebenumstand des manifesten Traumes verschoben, so daß also im manifesten Traum etwas als bedeutungsvoll erscheint, was einem ganz nebensächlichen Umstand der latenten Traumgedanken entspricht und umgekehrt. Die interessanteste Erscheinung aber, die mit der Traumarbeit zusammenhängt, ist die *Symbolik*. Es hat sich herausgestellt, daß bei fast allen Menschen, nicht nur eines Kulturkreises, sondern vielleicht der ganzen Welt, gewisse latente Traumgedanken in einem bestimmten, immer wiederkehrenden Bilde zum Ausdruck gelangen. Am häufigsten im Traum sind die Sexualsymbole. So bedeutet eine Schlange im manifesten Traum das männliche Glied 'im latenten Traum, eine Grube oder Schachtel im manifesten Traum die Scheide in den latenten Traumgedanken, das Steigen auf einer Leiter im manifesten Traum die Erfüllung des latenten Begattungswunsches. Die von der psychoanalytischen Schule angegebenen Symbole sind sehr zahlreich. Interessant ist, daß diese Symbolik des Traumes mit der Symbolik der Märchen und Volkssagen zusammenhängt. Es ist anzunehmen, daß in der Entwicklungsgeschichte des Menschengeschlechts eine Bilderschrift vor einer Gedankenschrift bestanden hat. Diese entwicklungsgeschichtlich alte Bilderschrift brachte einen zum Ausdruck bestimmten Gedanken in Form eines Bildzeichens zur Darstellung. Andeutungen dieser Bilderschrift finden wir in der chinesischen Schrift und in der Keilschrift. Es ist wahrscheinlich, daß die festliegende Beziehung zwischen Bild und einem tieferliegenden beabsichtigten Ausdruck, also die Symbolik, eine gemeinsame, zusammengehörige Erscheinung ist in der Bilderschrift, in Märchen und Volkssagen und im Traum des heute lebenden Menschen. Träumen heißt also einen entwicklungsgeschichtlich uralten Mechanismus der Denkäußerung wieder hervorholen.

Wir bemerken, daß der manifeste Traum eine Folge von Bildern darstellt, während der latente

Traum eine Reihe von Gedanken, Vorstellungen und Wünschen umfaßt.

4. Die Wunscherfüllung des Traumes

Es wird das größte Mißtrauen des Lesers erwecken, wenn er hört, daß die Analyse behauptet, jeder Traum sei eine Wunscherfüllung. Genauer ausgedrückt würde das besagen: der Kindheitswunsch als Bestandteil der latenten Traumgedanken wird verdichtet, verschoben, symbolisiert und in einer Bildfolge im manifesten Traum, unkenntlich für den erwachenden Träumer, als erfüllt dargestellt. Wir ließen uns diese Behauptung gern gefallen, wenn wir nicht beobachteten, daß bei unseren Träumen häufig Angst oder andere peinliche Empfindungen auftreten. Auch diese Angstträume werden von Freud als Wunscherfüllung gedeutet, und zwar so: Der latente Kindheitswunsch wird im Traume, wenn die Zensur versagt hat, unentstellt erfüllt. Ob dieser Erfüllung eines verbotenen Wunsches erwacht das Individuum mit Angst, oder mit anderen Worten: wenn die Traumzensur sich dem Kindheitswunsch gegenüber als zu schwach erweist, weckt sie den Schläfer durch Angstentwicklung, damit die Kraft der bewußten willensmäßigen Verdrängung der unterbewußten Traumzensur zu Hilfe eile. Noch eine andere Möglichkeit besteht nach Freud, die Träume mit unangenehmem Gefühlston zu erklären. Die Beobachtung hat gelehrt, daß es Menschen gibt, die unbewußt zum Zwecke der Selbstbestrafung etwas Unangenehmes herbeiwünschen. Über die Erfüllung dieses Selbststrafwunsches erschrickt der erwachende Träumer. Wenn wir uns mit den Worten Freuds selbst ausdrücken, können wir sagen: der Kindheitstraum ist die *offene* Erfüllung eines *zugelassenen* Wunsches; der gewöhnliche, entstellte Traum des Erwachsenen ist die *verkappte* Erfüllung eines *verdrängten* Wunsches, der Angsttraum dagegen ist die *offene* Erfüllung eines *verdrängten* Wunsches.

5. Technik der Traumdeutung und Widerstand

Die Kenntnis der Symbolik genügt keineswegs, um einen Traum zu übersetzen. Man muß in jedem Falle den Träumer fragen, was er zu seinem Traum anzugeben hat. Vielleicht vermag er im Augenblick des Erwachens den Sinn seines Traumes zu erfahren; wenn nicht, ist es nötig, daß er sich dem Verfahren des freien Einfalles hingebe. Man zerlegt den manifesten Traum in seine einzelnen Bestandteile und läßt sich zu jedem Bestandteil zwanglos etwas einfallen. Dieses Einfallenlassen schließt das Nachdenken aus. Dabei ist besonders darauf zu achten, daß man die Einfälle nicht auswählen und nicht zurückdrängen darf, was besonders wichtig ist, da sich bald ein Widerstand gegen die Traumdeutung bemerkbar macht. Dieser Widerstand äußert sich einmal darin, daß einem nichts einfallen will oder daß einem die Idee kommt, dieser oder jener Einfall passe nicht und sei zurückzustellen. Die Erfahrung lehrt, daß gerade diese als unpassend erklärten Einfälle die wichtigsten sind. Der Widerstand hängt mit der Zensur zusammen. Die Zensur ermöglicht dem latenten Wunsch nur auf dem Umweg über den entstellten manifesten Traum die Erfüllung, und sie widersetzt sich der Deutungsarbeit, die aus dem manifesten Traum rückläufig die latenten Traumwünsche rekonstruieren will. Die Bedeutung der Zensur und damit des Widerstandes liegt darin, daß dem Bewußtsein alle unmoralischen, unästhetischen, alle Haß-, Rache- und Todeswünsche gegen die nächststehenden Angehörigen automatisch ferngehalten werden. Diese dem erwachsenen Menschen als bös erscheinenden Wünsche, gegen die er sich wehrt mit der Macht der Zensur, der Verdrängung und des Widerstandes, sind die Wünsche des Kindes in uns, die perversen Wünsche, aber auch die Wünsche des schrankenlosen Egoismus.

III. DIE NEUROSEN

Unter einer Neurose versteht man eine nervös-seelische Erkrankung. Freud teilt die Neurosen ein in *Aktualneurosen* und *Psychoneurosen.* Zu den Aktualneurosen rechnet er die Neurasthenie, die Hypochondrie und die Angstneurose. Die Psychoneurosen teilt er ein in Übertragungsneurosen und narzißtische Neurosen. Unter den Begriff der Übertragungsneurosen fallen Konversionshysterie, Angsthysterie und Zwangsneurose. Zu den narzißtischen Neurosen rechnet er die Geistesstörungen wie Dementia praecox, Paranoia und Melancholie.

Die Aktualneurosen

Man versteht unter einer Aktualneurose eine nervös-seelische Erkrankung, die durch eine noch bestehende (aktuelle) Schädlichkeit entstanden ist.

Der *Neurastheniker* oder Nervenschwächling klagt über eine reizbare Schwäche. Am Morgen erwacht er aus unruhigem, traumschwerem Schlaf mit Kopfdruck. Er hat Unlust, zu essen und zu arbeiten; im Geschäft klagt er über Gedächtnisschwäche und große Empfindlichkeit gegen störende Geräusche. Häufig hat er beim Gehen ein Gefühl des Taumels oder des Schwindels. Selten ist er frei

In eine Skizze zusammengefaßt, liegen die Verhältnisse folgendermaßen:

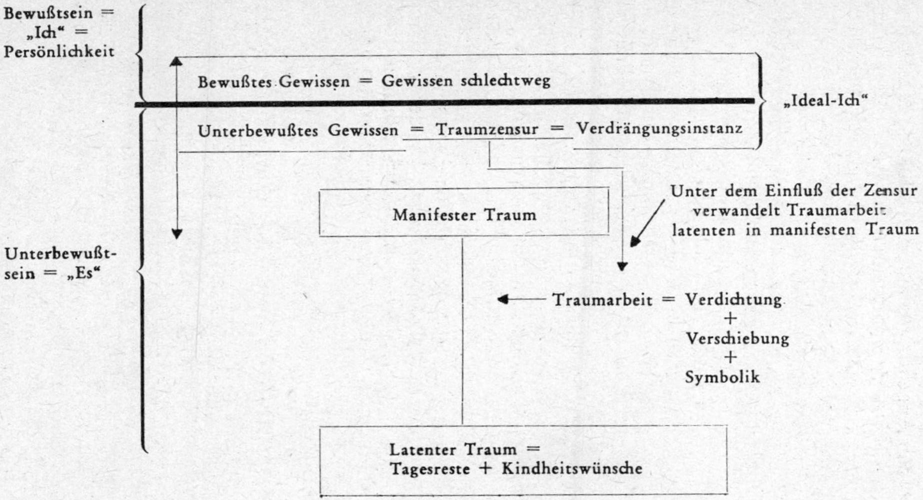

von ausgesprochener Ängstlichkeit. Gegen Abend lebt er auf, fühlt sich frischer und leistungsfähiger, und wenn es Zeit wäre, zu schlafen, kann er vor lauter Lebhaftigkeit den erquickenden Schlummer nicht finden.

Der *Hypochonder* ist eine Abart des Neurasthenikers. Er ist durch ein großes Mißtrauen seiner Gesundheit gegenüber gekennzeichnet, läßt sich häufig von ärztlichen Autoritäten untersuchen, obwohl man ihm stets gesagt hat, daß er organisch gesund sei; er ist aber gegen diese Behauptung mißtrauisch. Er hat den Verdacht, an Darmkrebs zu leiden; seine Verdauung macht ihm überhaupt stets Schwierigkeiten, obwohl er nie nachläßt, etwas dagegen zu tun. Zeitweise ist er verstopft, dann wieder durchfällig. Ich erinnere mich an den Fall eines Hypochonders, der sich in Zeitungspapier eingewickelt hatte, um sich nicht zu erkälten. Auf einer besonderen Kurve hatte er nicht nur Temperatur und Puls, sondern auch die Menge des entleerten Urins und Kots, die Anzahl der Atemzüge und die Dauer des nächtlichen Schlafes genau vermerkt. Aus all diesen Notierungen berechnete er sich nach einem eigenen System seine prozentuale tägliche Arbeitsfähigkeit.

Der *Angstneurotiker* ist durch ein Übermaß von Erwartungsangst und allgemeiner Ängstlichkeit ausgezeichnet. Er hat stets Angst vor dem Herzschlag oder dem Schlaganfall; er hat Angst, die kleine Wunde am Fuß könne in Blutvergiftung übergehen. Er hat Angst, seinen Kindern könne irgend etwas passieren, und er entläßt sie nie ohne die Mahnung, „vorsichtig“ zu sein. Er ist stets erfüllt von einer gleichsam schwebenden Angst, die er bei den vielfältigsten Begebenheiten des Tages unterbringt.

Diese drei Krankheitsbilder der Neurasthenie, der Hypochondrie und der Angstneurose bestehen selten rein und haben meist die vielfältigsten Beziehungen zueinander. Sie erklären sich alle nach Freud als die körperlichen Auswirkungen einer falsch verwendeten Geschlechtskraft. Die Geschlechtskraft, die Libido, ist von der Natur dazu bestimmt, zu einer Entspannung und Befriedigung in der normalen Vereinigung der Geschlechter zu kommen. Wird dieser harmonische Akt der Vereinigung gestört, etwa in der Form, daß die natürliche Samenentleerung außerhalb des weiblichen Geschlechtsorganes stattfindet, der Koitus also vorzeitig unterbrochen wird (coitus interruptus), so kommen meistens weder Mann noch Frau zu einer völligen Befriedigung, und sie büßen diese Unterbrechung eines natürlichen Vorganges durch das Auftreten von nervösen Störungen der geschilderten Art. Solche nervösen Störungen treten auch auf, wenn in der Brautzeit durch das Küssen sexuelle Erregungen geschürt werden, die nicht ihre natürliche Entspannung finden können. In anderen Fällen führt die geschlechtliche Kälte und Ablehnung des einen Partners, bei starkem sexuellem Temperament des anderen, zum Auftreten von Angst beim letzteren. Die nicht auf natürlichem Wege zur Befriedigung gekommene Libido macht Angst, Kopfdruck, Schwindel und andere Symptome, in erster Linie aber Angst. Die Aktualneurosen werden so nach Freud zu den körperlichen Auswirkungen einer in ihrer Befriedigung gestörten Libido.

Die Psychoneurosen

1. Übertragungsneurosen

Zu ihnen zählt Freud die Konversionshysterie, die Angsthysterie und die Zwangsneurose.

Unter einer Konversion versteht man den Abfluß einer starken seelischen Spannung in den Körper hinein. Die *Konversionshysterie* ist dadurch gekennzeichnet, daß sie sich in Form von Funktionsstörungen am Körper bemerkbar macht. Heute besteht ein starkes, objektiv nachweisbares Herzklopfen, morgen ein Ekelgefühl gegen alles Eßbare und ein schwer zu unterdrückender Brechreiz. Einige Zeit später macht sich eine hartnäckige Schlaflosigkeit bemerkbar, die wiederum von einer Periode der intensiven Schmerzen in Muskeln und Gelenken abgelöst wird. Plötzlich tritt eine Lähmung auf, die längere Zeit bestehen kann. Im Bereich des gelähmten Armes oder Beines ist die Haut oft unempfindlich, daß man hineinstechen oder hineinschneiden kann, ohne daß der Patient Schmerzen spürt. Die Hysterie vermag jede normale Funktion des Körpers zu beeinträchtigen; es gibt eine hysterische Blindheit, Taubheit, Geruchlosigkeit, lästige Störungen der Atmung und des Blutumlaufes, Beeinträchtigungen der Verdauung und der Geschlechtsfunktion; Unfähigkeit zur spontanen Stuhl- und Urinentleerung sind häufig beobachtet. Eine Hysterie kann auch dem erfahrenen ärztlichen Beobachter den Eindruck einer unheilbaren organischen Erkrankung machen. Ich habe in meinem Heft über „Hypnose und Autosuggestion" (UB Nr. 7028) kurz zwei solche Fälle beschrieben.

Die *Angsthysterie* hat mit der Angstneurose das Auftreten von Angst gemeinsam. Während es sich aber bei der Angstneurose mehr um eine blinde, freischwebende Angst handelt, wird bei der Angsthysterie die Angst mit bestimmten Vorstellungen verbunden. Wir kennen ganz bestimmte Phobien oder Ängste, so z. B. die Platzangst, die Straßenangst, die Raumangst u. a. m. Der eine vermag einen freien Platz nicht allein zu überqueren, obwohl er sonst alle anderen Wege gehen kann, und fühlt sich dazu nur imstande, wenn er begleitet wird. Der andere reagiert schon mit Angst, wenn er allein auf die Straße soll, um im Nachbargeschäft eine Besorgung zu machen. Wieder ein anderer kann im Theater nur den Eckplatz einer Reihe benutzen; er sichert sich so, damit er im Falle einer Angstentwicklung ohne weiteres das Theater verlassen kann. Manche Patienten vermögen, ohne Angst zu empfinden, nicht allein im Zimmer zu sein, sich nicht allein im Baderaum aufzuhalten. Wiederum andere haben Angst, sich aus dem schnellfahrenden D-Zug hinausstürzen zu müssen; sie haben Angst vor ihrem Rasiermesser und verschließen es jede Nacht ganz kompliziert, damit sie es nicht zu einem Selbstmordversuch benutzen können. Die Form, in der die Angst auftritt, ist, wie wir sehen, ungemein vielseitig.

Die *Zwangsneurose* äußert sich in einem unverständlichen Zwange, gewisse Dinge zu denken, gewisse Probleme unaufhörlich grüblerisch zu bearbeiten, Handlungen auszuführen, die eigentlich gar kein wirkliches Interesse für den Kranken haben und die er vom Standpunkt der Vernunft als unsinnig verwirft. Häufig ist der Waschzwang. Er äußert sich so, daß die Patienten aus einem inneren Antrieb heraus sich ihre Hände waschen müssen, sobald eine vermeintliche Beschmutzung stattgefunden hat. Sie müssen ihre Hände so oft waschen, daß sich die Haut krankhaft verändert und ein großer Teil von Arbeitskraft in dieser Tätigkeit verbraucht wird. In anderen Fällen fühlt sich der Patient dazu angetrieben, den richtigen Verschluß des Gashahnes oder der elektrischen Leitung nachzuprüfen. Man wird eine ein- bis zweimalige Nachprüfung nicht als krankhaft auffassen; erst die bis zur schweren Unlust des Patienten getriebene Kontrolle bezeichnen wir als Zwangshandlung. Jedes Zwangssymptom ist dadurch charakterisiert, daß es sich in Angst umsetzt, wenn der Patient seine Forderungen nicht erfüllt. Das unterdrückte Zwangsgrübeln macht Angst, ebenso wie der gewaltsam unterdrückte Waschzwang.

Um zu zeigen, wie ungemein störend auf Arbeitsfähigkeit und Lebenslust ein Zwangsleiden einwirken kann, erzähle ich folgenden Fall meiner Beobachtung: Der etwa 30jährige, hochintelligente Patient meldet sich in der Sprechstunde mit dem Bekenntnis, daß er zwangskrank sei. Obwohl er die logische Unsinnigkeit seines Tuns einsehe, könne er nicht gegen den Zwang aufkommen. Am Morgen erwacht der Patient um die Zeit, da er aufstehen sollte. Das Aufstehen wird kompliziert durch einen Zwangsgedanken, der sagt: „Du darfst beim Aufstehen nicht an den Tod denken." Der Patient versucht, ohne an den Tod zu denken, aufzustehen, aber das gelingt ihm natürlich nicht. Er versucht es ein zweites und drittes Mal, bis es ihm schließlich bei wiederholten Versuchen gelingt, ohne an den Tod zu denken, sein Bett zu verlassen. Er macht sich nun fertig, frühstückt, verläßt das Haus, aber im Augenblick, da er zur Haustür hinausgehen will, kommt ihm wieder der Zwangsgedanke: „Du darfst nicht an den Tod denken, wenn du das Haus verläßt." Er geht noch einmal in den Hausflur zurück, verläßt erneut das Haus, wiederholt dieselbe Zeremonie mehrere Male, bis es ihm gelingt, zu entschlüpfen. Unterdrückt er seine Zwangshandlung und verläßt er das Haus, solange er dabei an den Tod denkt, so tritt heftige Angst auf. Nun erreicht der Patient glücklich die Untergrundbahn, um nach seinem Geschäftsraum in der Stadt zu fahren. Er verläßt die eine Station mit dem Zug, sieht aber unterwegs bis zur nächsten Station zufällig einen Leichenwagen auf der Straße, und wiederum tritt der Zwangsgedanke auf: „Du darfst zwischen dieser und der nächsten Station nicht an den Tod denken." Er steigt bei der nächsten Station aus, fährt zurück, um sein Unternehmen von neuem zu beginnen. Ein anderes Mal sieht er in einem Schaufenster Särge ausgestellt, oder das Leichenschauhaus fällt ihm zufällig ein, und wiederum fühlt er sich durch diese wirklichen oder eingebildeten Erlebnisse zum Zwangshandeln getrieben. Nach vieler Mühe und Not erreicht der Patient seine Arbeitsräume in der Stadt.

Die Symptome der genannten seelischen Erkrankungen stimmen darin überein, daß sie vom Standpunkt des Bewußtseins aus (sowohl dem Patienten wie jedem anderen) als sinnlos und außerhalb jedes Zusammenhanges mit dem Leben stehend gelten müssen. Die Symptome, es sei gleich vorweggenommen, sind Schwestererscheinungen zum manifesten Traum. Traum sowohl wie seelisches Krankheitssymptom sind beide nur als Leistungen der unterbewußten Seelentätigkeit verständlich. Der Traum entsprang den Tagesresten und den libidinösen wie den egoistischen Kindheitswünschen. Auch das neurotische Symptom hat etwas mit den libidinösen Kindheitswünschen zu tun. Auch es entsteht durch eine Art von unterbewußter Traumarbeit nach Verdichtungen und Verschiebungen. Um das Symptom aber im Sinne von Freud deutlicher zu verstehen, müssen wir uns die Begriffe der Libidoentwicklung, der Fixierung, der Regression, der Verdrängung des seelischen Konfliktes zwischen Ichtrieben und Libido genauer klarmachen.

Die Libidoentwicklung

Wir haben dieses Kapitel schon in kurzen Umrissen beim Traum besprochen. Wir haben dort gesagt, daß das Kind mit zwei Triebrichtungen geboren werde, die eine merkwürdige und voneinander verschiedene Entwicklungsgeschichte durchmachen. Wir meinen die Selbsterhaltungs- und die Arterhaltungstriebe oder mit anderen Worten, die Ichtriebe und die Sexualtriebe. Die Sexualtriebe faßt man auch unter dem Begriff der Libido zusammen. Die Sexualtriebe äußern sich schon im frühesten Säuglingsalter. Zunächst völlig unabhängig von den Geschlechtsorganen und für den oberflächlichen Beobachter ohne irgendeinen Zusammenhang mit der späteren Geschlechtsfunktion. Man kann sagen, die Sexualtriebe sind angeboren wie die körperlichen Geschlechtsorgane, aber zu einer normalen Geschlechtsbetätigung völlig unreif und unentwickelt. Wir beobachten beim Säugling, daß sich neben dem Trieb zur Nahrungsaufnahme ein Trieb zur Lustgewinnung bemerkbar macht. Das Kind trinkt nicht nur an der Mutterbrust, um sich zu sättigen, sondern es lutscht nach der Nahrungsgewinnung und außerhalb dieser zur Lustgewinnung. Das ist die erste völlig unkenntliche und unreife Betätigung des Sexualtriebes, der sich von der Pubertätszeit an auf die Vereinigung mit dem anderen Geschlecht einstellt. Zur Lustgewinnung werden bald außer der mütterlichen Brustwarze Teile des eigenen Körpers herangezogen. So lutscht das Kind an seinen Fingern oder an seinen Zehen. Allmählich zeigt sich auch, daß die Vorgänge der Urin- und der Stuhlentleerung dem kleinen Kind eine besondere Lust zu bereiten vermögen. Man unterscheidet so schon bis zum

3. Lebensjahr zwei Phasen der Libidoentwicklung, als älteste die Phase der *Lustgewinnung durch den Mund* und als nächste Phase die *Lustgewinnung durch After und Harnröhre.* Um die Zeit, da das Kind an seiner Stuhl- und Urinentleerung lustvoll interessiert ist, tritt auch ein gewisser Bemächtigungstrieb und Vergewaltigungstrieb auf, der veranlaßt hat, daß man diese zweite Phase der Libidoentwicklung die sadistisch-anale nennt. Mit dem 3. Lebensjahr ist auch diese *sadistisch-anale Periode* abgeschlossen. Um diese Zeit hat das Kind beim Herumspielen zur Lustgewinnung am eigenen Körper entdeckt, daß neben den Fingern und den Zehen, ja sogar noch mehr als diese, das Spielen mit den Genitalien Lust zu bereiten vermag. Die sadistisch-anale Phase der Libidoentwicklung wird durch eine *Periode der Selbstbefriedigung, der kindlichen Masturbation,* abgelöst. Es kommt natürlich nicht zu den Begleiterscheinungen der Onanie beim Erwachsenen (Samenerguß und Orgasmus), weil die kindlichen Organe für derartige Leistungen ja völlig unentwickelt sind. Aber es ist durch Beobachtung des männlichen Kindes leicht nachzuweisen, daß unter der spielerischen Betätigung der Finger an den Genitalien Steifungen des Gliedes auftreten, die mit einer Lustäußerung des Kindes beantwortet werden. In manchen Fällen setzt sich diese kindliche Onanie ohne Unterbrechung bis zur Notonanie der Pubertätszeit fort. In anderen Fällen wird sie unterbrochen, spätestens im Alter von 5 bis 6 Jahren, da die *Latenzperiode,* die Ruhezeit in der Libidoentwicklung, einsetzt. Vor dieser Ruhezeit jedoch macht die Libido noch eine weitere Gestaltung durch. In der Zeit der Lustgewinnung durch den Mund, später in der sadistisch-analen Periode, weiter in der Zeit der kind-

lichen Masturbation hat das Kind seine *Lustbefriedigung vom eigenen Körper* bezogen. Nun tritt auf einmal eine Änderung insofern ein, als die Libido ihre *Lustbefriedigung an äußeren Objekten* sucht. Als erstes geeignetes Objekt zwischen dem 3. und 5. Lebensjahr bietet sich der kindlichen Libido die Mutter an. Das Sexualleben des Kindes, seine körperlichen und seelischen Erscheinungen in dieser Zeit werden durch den Begriff des *Ödipuskomplexes* charakterisiert. Nach der griechischen Sage, die von Sophokles in einer Tragödie behandelt worden ist, war der König Ödipus vom Schicksal dazu bestimmt, seinen Vater zu töten und seine Mutter zum Weibe zu nehmen. Er tat alles, um dem Orakelspruch zu entgehen, und bestrafte sich später durch Blendung, als er erfuhr, daß er beide Verbrechen unwissentlich doch begangen. Auf die Verhältnisse beim Kinde übersetzt, würde das heißen: das männliche Kind begehrt die Mutter für sich allein, spielt an ihr herum und reagiert eifersüchtig auf den Vater. Es will eine Zärtlichkeit zwischen den Eltern nicht dulden. Beim weiblichen Kind ist wiederum die Bindung an den Vater stärker, und die Mutter wird als Rivalin dem Vater gegenüber empfunden. Es sei darauf hingewiesen, daß das Kind keinerlei Verständnis hat für das Unmögliche einer Sexualbeziehung zwischen Blutsverwandten. Erst die Machtmittel der Erziehung müssen ihm den Begriff der Inzestschranke (Blutschande) beibringen. Unter dem Druck dieser Erziehung beginnt es die mit dem Ödipuskomplex zusammenhängenden Bindungen aus seinem Bewußtsein ins Unterbewußtsein zu verdrängen, wo sie für die weitere Zeit des Lebens bereitliegen. Der Ödipuskomplex ist nie so eindeutig, wie er in der Sage zum Ausdruck kommt. Er wird in der Libidoentwicklung dadurch kompliziert, daß neben dem Beseitigungswunsch auch zärtliche Bindungen an den Vater beim Knaben bestehen und entsprechend beim Mädchen an die Mutter. Weiterhin wird er undurchsichtiger gestaltet durch die Beziehungen zu älteren Geschwistern des anderen Geschlechts. Es ist wahrscheinlich, daß der Ödipuskomplex die Quelle des Schuldgefühles bildet, das man selten bei einem Neurotiker vermißt. Vermutlich hat auch die Ödipussituation in der Geschichte der Menschheit zum erstenmal ein Schuldgefühl auftreten lassen. Der Ödipuskomplex wird in der Zeit der Pubertät von neuem belebt. Diese Periode ist für den jungen Mann von der Notwendigkeit erfüllt, daß er sich von der Mutter löse und sich mit dem Vater versöhne, wenn eine Haßeinstellung bestanden hat, oder sich von ihm frei mache, wenn ein Verhältnis der Unterwürfigkeit unter seine starke Persönlichkeit vorhanden war. Die Haßeinstellung gegen den Vater wird um dieselbe Zeit, da der Ödipuskomplex zum ersten Male auftritt, auch durch den *Kastrationskomplex* unterhalten. In der Absicht, dem Kinde seine sexuellen Unarten, das Spielen an den Genitalien, abzugewöhnen, droht der Erzieher, meist der Vater, dem Kinde, er wolle die Genitalien abschneiden. Auf diese Sexualbeschränkung reagiert das Kind mit Angst und Haßeinstellung gegen den Vater.

Man kann sagen, daß bis zum 5. oder 6. Lebensjahr die Libido in verschiedenen Teiltrieben zur Entwicklung gekommen sei, die einander ablösen, ohne daß die früheren Triebe nach der Ablösung völlig verschwinden. Sie bestehen alle beim Eintritt der Latenzperiode mehr oder weniger stark entwickelt nebeneinander fort, so die Lustgewinnung durch den Mund, die Lust an Stuhl- und Urinentleerung, der sadistische Teiltrieb, die autoerotische masturbatorische Lustbefriedigung neben der Triebbefriedigung am äußeren Objekt. Mit dem 5. bis 6. Lebensjahr tritt dann die Ruheperiode in der Libidoentwicklung ein, die etwa bis zum 12. Lebensjahr dauert. Nun tritt mit der Entwicklung der Genitalien der *Fortpflanzungstrieb* auf, dem wir bisher bei der Entwicklung des Sexualtriebes nicht begegnet sind. Dieser Fortpflanzungstrieb tritt als neuer Teiltrieb in der Geschichte der Libidoentwicklung in der *Pubertät* auf. Er entwickelt sich so stark, daß die anderen Teiltriebe gegen ihn abfallen, daß er sie fast völlig verschluckt. Sie erweisen ihr Vorhandensein noch bei der normalen Sexualbetätigung beim Küssen (Lustgewinnung durch den Mund), in der Berührung des Geschlechtspartners, in der mehr oder weniger zarten Vergewaltigung der Frau durch den Mann, in der gelegentlichen Verwendung des Afters statt der Scheide und anderen Dingen mehr. Aber im Vordergrund steht der Fortpflanzungstrieb, dem die anderen Teiltriebe nur zur Unterstützung und Vorbereitung nützlich sind.

Tabelle der Libidoentwicklung

1. Lustgewinnung durch den Mund { am äußeren Objekt (Mutterbrust); am eigenen Körper (Finger, Zehen) }

2. Lust an Stuhl- und Urinentleerung und an Vergewaltigung. (Anal-sadistische Phase.)

vorher

↑

3. Lebensjahr

↓

nachher

3. Lustgewinnung durch Spiel an den eigenen Genitalien. (Kindliche Masturbation.)
4. Lustgewinnung am äußeren Objekt. Ödipuskomplex, Kastrationskomplex.

vorher

↑

5. bis 6. Lebensjahr

↓

nachher

5. Latenzperiode.
6. Pubertät. Entwicklung des Fortpflanzungstriebes. Überwucherung der anderen Teiltriebe. Neubelebung der Ödipussituation. Lösung von den Eltern.

Fixierung und Regression

Die stufenweise Entwicklung der Libido bringt zwei Gefahren mit sich, die Gefahren der Fixierung und der Regression. Es kann sein, daß unter dem Einfluß von bestimmten Erlebnissen die Libido auf der fortschreitenden Linie ihrer Entwicklung irgendwo steckenbleibt, etwa auf der Stufe der analsadistischen Befriedigung. Die Libido würde auf Grund von äußeren Begebenheiten auf dieser Stufe festgehalten, und das betreffende Individuum müßte später in der Pubertätszeit eine Perversität entwickeln. Das Sexualleben dieses Menschen würde sich abspielen etwa in Form einer homosexuellen oder sadistischen Triebbefriedigung. Eine Entwicklungshemmung der Libido, ihre Fixierung auf einer frühkindlichen Stufe, führt in der Pubertät zur Perversion. Eine solche Perversion kommt aber auch zustande, wenn in der Pubertätszeit oder später die normale Fortpflanzungsbetätigung durch äußere Versagung unmöglich gemacht wird. Der von seiner normalen Betätigung zurückgehaltene oder zurückgedrängte Trieb staut sich wie ein in seinem Lauf gehemmter Strom und sucht sich einen Ausweg zur Befriedigung. Er findet diese Auswege in den anderen Teiltrieben der Sexualität, dem anal-sadistischen oder dem autoerotischen. Diese Teiltriebe, deren Entwicklungsgeschichte wir in der Kindheit verfolgt haben und die auch beim Erwachsenen noch in schwacher Besetzung vorhanden sind, werden nun mit der ganzen Kraft der zurückflutenden Libido besetzt und verschaffen ihr eine Ersatzbefriedigung. Die Regression, das Zurückfluten der Libido, macht also genauso wie die Fixierung eine Perversion, eine Homosexualität, einen Sadismus, einen Masochismus. Wenn der Regression eine früher einmal bestandene, aber überwundene Fixierung entgegenkommt, wird sie um so leichter den Weg zur Libidobefriedigung schaffen. Regression und Fixierung geben uns die Erklärung für die Entstehung der Perversitäten. Sie haben aber auch etwas mit der Entstehung des neurotischen Symptomes zu tun.

Verdrängung

Bei Gelegenheit des Traumes haben wir die Tätigkeit der Zensur erörtert. Wir verstanden unter dieser Zensur eine seelische Kraft, die sich an der Grenze zwischen Bewußtem und Unbewußtem befand und die durch Zurückhaltung, durch Zurückdrängung von unterbewußten Gedanken und Wünschen das Bewußtsein vor peinlichen Erschütterungen bewahrte. Mit dieser Zensur ist die Verdrängungsinstanz identisch. Unterbewußte seelische Vorgänge werden im Unterbewußtsein zurückgehalten, verdrängt, wenn sie dem Bewußtsein, dem

Ich, der Persönlichkeit, in moralischer, ästhetischer, sozialer Hinsicht unannehmbar sein würden. Die Verdrängung nimmt der bewußten Persönlichkeit eine wichtige Arbeit ab und behütet sie vor peinlichen Erschütterungen. Auch Vorgänge, die einmal bewußt waren, werden ins Unterbewußtsein verdrängt, wenn sie vom Ich nicht als brauchbare Bestandteile seines Systems anerkannt werden können. Das neurotische Symptom wird durch die Betätigung der Verdrängung gebildet. An seiner Stelle hätte sich eine Perversion gebildet, wenn das Ich diese Ersatzbefriedigung zugegeben hätte. Wir kommen nun der Klärung der Symptomentstehung wesentlich näher.

Wir fassen die Entstehungsgeschichte des Symptomes zusammen:

Eine Übertragungsneurose entsteht, wenn eine äußere Versagung die normale Sexualbetätigung verhindert. Im Vorgang der Regression flutet die Libido auf die Stufen der Kindheitsentwicklung zurück, um sich eine Ersatzbefriedigung zu suchen. Es besteht die Wahrscheinlichkeit, daß so eine Perversion auftritt. Diese wird dadurch verhindert, daß das Ich, die bewußte Persönlichkeit, mit dieser Art der perversen Sexualbefriedigung nicht einverstanden ist. Es entwickelt sich ein innerer Konflikt, ein Kampf zwischen Ichtrieben und Sexualtrieben, der mit einer Verdrängung endigt. Zur äußeren Versagung der normalen Sexualbetätigung tritt nun die innere Versagung, die Verdrängung des perversen Ersatzwunsches. Damit ist aber der Konflikt nur vorläufig gelöst, denn der Sexualtrieb läßt sich durch eine Verdrängung nicht ohne weiteres aus der Welt schaffen. Die libidinöse Kraft, nun durch die Verdrängung vom Bewußtsein abgehalten, im Unterbewußtsein angesammelt, erfährt eine unterbewußte Bearbeitung. Unter dem Einfluß von Verdichtungen und Verschiebungen wird, ähnlich wie bei der Umsetzung der latenten Traumgedanken in den manifesten Traum, aus der Libido das neurotische Symptom gebildet. Dieses Symptom gewährt der Libido eine Ersatzbefriedigung, die allerdings durch Verdichtung und Verschiebung, durch die unterbewußte Symptomarbeit so entstellt ist, daß weder der Außenstehende noch der Patient selbst eine Befriedigung im Symptom sehen kann. Es ist vielmehr sogar so, daß der Kranke unter seinem Symptom mehr oder weniger schwer leidet. Wahrscheinlich kommt in diesem Leiden zum Ausdruck, daß der damals durch die Verdrängung erledigte Konflikt eben nicht gelöst, sondern nur hinausgeschoben ist. Das überstrenge Ich hat in der Not der äußeren Versagung die perverse Ersatzbefriedigung abgelehnt, es hat aber nicht verhindern können, daß die Libido sich trotzdem im Symptom eine schwache Ersatzbefriedigung verschafft hat, die aber so entstellt und verhüllt ist, daß das Ich dahinter den alten perversen Wunsch, überhaupt eine libidinöse Triebregung, nicht mehr zu sehen vermag. Unter dem Deckmantel des Symptomes hat sich die Libido gegen das Ich durchgesetzt, aber es kommt im Symptom nicht zu einer vollen Befriedigung. Andererseits wiederum ahnt das Ich im Symptom seine Überwindung, und es leidet darunter.

Die Geschlechtskraft des Menschen (Libido) ist einem breiten Strom vergleichbar, der unaufhaltsam nach dem Meere, dem Orte seiner restlosen, normalen Befriedigung (Orgasmus) drängt. Staut man diesen Strom in seinem Verlaufe (äußere Versagung), so treten die Wasser in Nebenflüsse hinein

(Regression) und füllen diese bis dahin schwachen Wasserläufe zur Ausdehnung eines großen Flusses an (Perversität). Staut man auch diese Nebenflüsse wieder, oder verschafft man ihnen keinen natürlichen Abfluß (innere Versagung, Verdrängung), so tritt das Wasser über die Ufer und überschwemmt das fruchtbare Land (Neurose). Eine Zerstörung des fruchtbringenden Landes ist das letzte Ergebnis der Stauung im Fluß, wie die Zerstörung von Arbeitsfähigkeit und Lebenslust durch das nervöse Symptom im letzten Grunde den Ausdruck einer Libidostauung darstellt.

Übertragung und Widerstand

Eine psychoanalytische Kur vollzieht sich so, daß der Patient auf einem Sofa liegt und der Arzt ungesehen zu seinen Häupten sitzt. Der Patient wird dazu angehalten, alle Einfälle, die sich ihm geben, unbedenklich auszusprechen. Das wichtigste Gebot einer psychoanalytischen Kur besteht darin, daß der Kranke zu einer völligen Preisgabe aller seiner Einfälle erzogen wird. Unmoralische, unästhetische, unsoziale Gedanken und Empfindungen dürfen keinesfalls zurückgehalten werden. Der Arzt hört leidenschaftslos und jenseits von Gut und Böse zu; er versucht, dem Patienten sein eigenes Wissen von der Entstehung einer Neurose zu vermitteln. Es genügt dabei nicht, daß der Kranke theoretisch vom Wissen seines Arztes unterrichtet werde. Allmählich müssen die psychoanalytischen Erkenntnisse beim Patienten in Fleisch und Blut übergehen. Es soll durch diese Aussprache im letzten Grunde erreicht werden, daß der Patient die unterbewußten Vorgänge der Verschiebung und Verdichtung erkenne, daß ihm vor allen Dingen jene unterbewußten Strebungen bewußt werden, die seinerzeit zur Verdrängung und damit zur Entstehung des nervösen Symptomes geführt haben. Durch völlige Hingabe an die Einfälle, die im Zustande der Entspannung auftreten, wird nämlich im Laufe der Zeit unterbewußtes Material der bewußten Erkenntnis zugänglich. Aufsteigende Einfälle und Tagträume legen den Weg zwischen Bewußtsein und Unterbewußtsein frei.

Es zeigt sich bei der Verfolgung einer analytischen Kur, daß dem Patienten die Preisgabe seiner geheimsten Einfälle und Gedanken ungemein schwerfällt. Ja, seine ganzen ästhetischen, moralischen und sozialen Bedenken wehren sich gegen eine solche Preisgabe. Man spricht von einem Widerstand, der sich gegen die analytische Deutungsarbeit im Kranken erhebt. Derselbe Widerstand, der sich der Traumdeutung gegenüber aufgelehnt hat, macht sich auch in der Deutungsarbeit dem neurotischen Symptom gegenüber bemerkbar. Die nämliche Kraft, die den inneren Konflikt zwischen Ich- und Sexualtrieben seinerzeit als Verdrängung weggeschoben, aber nicht gelöst hat, erhebt jetzt ihr Haupt, um die Wiederholung dieses Konfliktes und seine Austragung im Bewußtsein zu verhindern. Mit der Aufhebung der Verdrängung ist das Individuum der Notwendigkeit, seine nun frei gewordene Libido einer Befriedigung zuzuführen, nicht enthoben. Vielleicht ist unter dem Einfluß der analytischen Kur das Ich in seiner moralischen Auffassung weniger streng geworden, so daß der Weg einer wirklichen Sexualbefriedigung gefunden werden kann. Vielleicht aber findet das Individuum auch unter dem Einfluß seines Analytikers den Weg zur Sublimierung. Bei diesem Vorgang der Sublimierung kommt es darauf an, daß man die Libido auf soziale Ziele ablenkt. Durch Betätigung im Dienste der menschlichen Gesellschaft kann das Individuum seine bis dahin gestaute Libido erledigen und damit zur Ruhe kommen. Leider ist immer nur ein Teil der Libido sublimierbar; auch kann nur ein bestimmter Teil der Libido unverwendet in Schwebe gehalten werden, ohne daß er Schaden anrichtet. Der Patient muß den Weg zur Sublimierung und, wenn möglich, auch den Weg zu einer normalen Libidobefriedigung suchen. Vor allem aber wird ihm die Aufhebung der Verdrängung Nutzen stiften, weil sich nun die Auseinandersetzung zwischen Ich und Libido im Bewußtsein vollzieht und die Libido sich somit eher den Bedingungen der Wirklichkeit unterwirft und vielleicht zu einem Verzicht auf ausschließliche Lustgewinnung zu bringen ist.

Der Widerstand bei der analytischen Kur wird nur durch die Übertragung überwunden. Unter Übertragung versteht man einen Vorgang der Einstellung vom Patienten zum Arzt, der regelmäßig bei einer erfolgreichen Kur auftritt. Entweder in Form einer zärtlichen, verliebten Bindung, etwa vom weiblichen Patienten an männlichen Arzt, oder von haßerfüllt ablehnender Einstellung vorwiegend von männlichen Patienten zu männlichem Arzt. Diese Gefühlsbindung ist nach Freud aus der vorliegenden Situation einer Aussprache zwischen Arzt und Patient nicht zu erklären, denn sie tritt auch dort auf, wo der Arzt weder das verlockende Objekt einer zärtlichen Liebesäußerung, noch der begründete Gegenstand einer haßerfüllten Abwehr ist. Es werden beim Vorgang der analytischen Kur Bindungen aus der Zeit des Ödipus- und des Kastrationskomplexes dem Arzt gegenüber wiederholt, d.h. der Arzt wird dem Kranken gegenüber zum Vater oder zu einer anderen Person, die einmal in seinem Leben eine Rolle gespielt hat. Diese Übertragung muß dem Patienten klargemacht werden. Sie wird abgebaut, bildet sich von neuem, wird wiederum Gegenstand der Aussprache und muß bei Beendigung der Kur aufgelöst sein. Die Übertragung ist das Machtmittel, das den Patienten an den Arzt kettet und diesem den Einfluß gibt, um den Patienten zur Aufgabe all seiner vielen Widerstände zu bringen.

Zusammenfassung

Fassen wir zusammen, was wir über die Übertragungsneurosen gehört haben, so ist folgendes zu sagen:

Die *Konversionshysterie* kommt zustande, wenn sich der Libidobefriedigung eine äußere Versagung in den Weg legt. Die Libido fließt zurück zur Entwicklungsstufe der kindlichen Selbstbefriedigung und zur Bindung an die im Ödipuskomplex genannten Personen (Eltern, Geschwister). Würde das Bewußtsein zu einer Selbstbefriedigung und zu einer Geschlechtsbefriedigung mit nahen Blutsverwandten ja sagen, so würde der betreffende Mensch gesund bleiben. Das Bewußtsein sagt nein, verdrängt diese Wünsche und erzwingt dadurch eine Abfuhr der Libido in den Körper hinein (Konversion) und damit eine Störung der körperlichen Funktionen. Diese Funktionsstörungen bedeuten im letzten Grunde eine Ersatzbefriedigung. Wenn die Libido sich nicht normal ausleben darf (äußere Versagung), wenn man ihr die perverse Ersatzbefriedigung verbietet (innere Versagung gleich Verdrängung), so sucht sie sich am Körper auszuleben, was begreiflicherweise zu einer Störung der normalen Funktion führt.

Bei der *Angsthysterie* ist die Entstehungsgeschichte, soweit sie äußere Versagung, Regression und innere Versagung betrifft, gleich wie bei der Konversionshysterie. An Stelle einer Abfuhr in den Körper und einer dadurch bedingten Funktionsstörung erleben wir die Verwandlung von Libido in Angst. Die Umsetzung von Libido in Angst ist das häufigste Libidoschicksal nach der Verdrängung. Die durch Libidoverdrängung erzeugte Angst wird an eine äußere Gefahr gebunden. Der Patient fürchtet sich, allein über die Straße zu gehen, allein im Zimmer zu bleiben; in Wirklichkeit aber hat er Angst nicht vor der äußeren Gefahr, sondern vor der inneren Gefahr der durch die Verdrängung abgewiesenen Libido. Als Schutz gegen die Gefahr der unbefriedigten Libido errichtet das Ich eine Reihe von Vorsichten und Sicherungen, durch welche eine Berührung mit dieser wie eine Äußerlichkeit behandelten Gefahr vermieden werden soll. Die Angsthysterie wird einmal gespeist von der verdrängten Libido, dann aber auch von den Reaktionsbildungen des Ichs. Das Symptom (Phobie) vertritt nicht nur das Verdrängte (Libido), sondern auch das Verdrängende (das Ich). Besteht das nervöse Symptom eine Zeitlang, so benimmt es sich wie ein Wesen für sich, wie eine schlechte Gewohnheit, die man schwer los wird.

Bei der *Zwangsneurose* kehrt die Libido nach der äußeren Versagung auf die Stufe der anal-sadistischen Lustgewinnung zurück. Es müßte, wenn das Ich einverstanden wäre, eine homosexuelle oder eine sadistische Perversität auftreten. Die Verdrängung verhindert das. Die Libido verzichtet nicht auf ihre Befriedigung, sondern setzt sich in Form einer Selbstquälerei des Patienten durch (Masochismus als auf die eigene Person gerichteter Sadismus). Die Beziehung zu einer Lustgewinnung durch den After wird dadurch verraten, daß die Patienten mit Zwangsneurose eine so häufige Angst haben, sich zu beschmutzen, und sich gedrängt fühlen, durch einen Waschzwang dieser Beschmutzungsgefahr zu entgehen. Bei der Zwangsneurose hat man in vielen Fällen weniger den Eindruck, daß die Symptome Ersatzbefriedigungen darstellen (wie z. B. bei der Konversionshysterie), als vielmehr verraten, wie intensiv das Ich sich gegen eine solche Ersatzbefriedigung der Libido zur Wehr setzt. Lustansprüche der Libido, Abwehrmaßnahmen des Ichs sind beide im Zwangssymptom vereinigt.

2. Narzißtische Neurosen

Es gibt eine Perversität, die man als Narzißmus bezeichnet und die darin besteht, daß der Perverse alle Liebe und Fürsorglichkeit, alles Schmückungsbestreben auf seinen eigenen Leib anwendet, die er sonst einem fremden Sexualobjekt gegenüber aufbieten würde. Er ist in sich selbst verliebt, und die Libidoregression hat die Stufe der ersten Lustgewinnung am eigenen Körper erreicht. Während bei der Zwangsneurose die Regression auf die Stufe der sadistisch-analen Libidoentwicklung stattgefunden hat, ist die Regression beim Narzißmus noch viel weiter zurückgegangen. Die Libido ist von allen äußeren Objekten zurückgezogen und ganz auf das eigene Ich, den eigenen Körper eingestellt. Zu den narzißtischen Neurosen rechnet Freud die Dementia praecox (Jugendirresein), die Paranoia (eigentliche Verrücktheit) und die Melancholie; also nicht mehr seelische Erkrankungen in dem bisher besprochenen Sinne, sondern Geisteskrankheiten. Da die Libido sich von jeder äußeren Objektbesetzung zurückgezogen hat, ist auch keinerlei

Übertragung wie bei den Übertragungsneurosen möglich. Die Übertragung ist eine Leistung der Libido, und sie ermöglicht, daß man unter ihrer Ausnützung auch den anderen Verwendungen der Libido beikommt. Im Falle der narzißtischen Neurosen aber ist jeder Zugang zur Seele des Patienten gesperrt und eine ärztliche Hilfe deshalb unmöglich.

Die Entstehung der Geisteskrankheiten geht somit nach Freud auf denselben Mechanismus zurück, dem die nervös-seelischen Erkrankungen ihre Entstehung verdanken. Die äußere Versagung bringt die Libido zum Zurückfluten (Regression) bis zur Stufe der ersten Lustgewinnung am eigenen Körper; die Verdrängung verhindert diese Art der Befriedigung. Die durch die Verdrängung freigewordene Libido richtet nun ihre ganze Kraft auf das eigene Ich und bewirkt eine Selbstüberschätzung des Ichs bis zur Bildung eines Größenwahnes. Die Einbehaltung der Libido verursacht also eine Ichvergrößerung. Ein Teil der Symptome bei den Geisteskrankheiten kommt nicht allein durch die Libidobesetzung des Ichs zustande, sondern durch das Bestreben der Libido, den Weg zu den äußeren Objekten wiederzufinden.

Beim Studium der narzißtischen Neurosen gewinnt man den Eindruck, daß innerhalb des Ichs ein *Ideal-Ich* besteht, welches das Ich immer beobachtet und kritisiert. Der Verfolgungswahn ist nach dieser Auffassung nichts anderes als eine Projektion dieser Verfolgungen des Ideal-Ichs nach außen. Wie wir bei der Angsthysterie gefunden haben, daß die Angst vor einer inneren Gefahr nach außen projiziert wird, ebenso erleben wir bei den narzißtischen Neurosen die Verlegung einer inneren Verfolgung nach außen.

IV. DIE WIRKUNGSWEISE DER ANALYSE

Die Hauptleistung der analytischen Aussprache besteht darin, daß unterbewußte Vorgänge bewußt gemacht werden. Wo keine unterbewußten Verdrängungen zu lösen sind, vermag die analytische Kur nicht zu helfen. Durch Beobachtung der Fehlleistungen, durch Deutung der Träume, durch Ausnützung der freien Einfälle versucht man die Art der Libidounterbringung aufzudecken und den Sinn der Symptome zu erraten.

Die weitere Aufgabe der Analyse besteht darin, den Kampf um die Übertragung durchzuführen. Die Übertragung ist nämlich eine Leistung der Libido, entweder positiver oder negativer Art, die allmählich auch die Libido aus den Symptomen in sich einbezieht. Der Kampf um diese Übertragung muß so sorgfältig und zwanglos durchgeführt werden, daß es nicht zu erneuten Libidoverdrängungen kommen kann. Allmählich bekommt der Patient einen Überblick über die Größe und die Wirkungsweise seiner Libido. Durch das Bewußtwerden von bisher unbewußtem seelischem Material wird das Ich in seiner Macht gestärkt. Gleichzeitig behält der Analytiker im Auge, das Ich zu einer versöhnlicheren Einstellung den libidinösen Wünschen gegenüber zu erziehen, wodurch neue Verdrängungen verhindert und die alten in ihrer Aufhebung erleichtert werden.

Im Grunde genommen bedeutet die Analyse eine Nacherziehung des Ichs, ein Bewußtmachen von Unbewußtem, d. h. eine Aufhebung von Verdrängungen, eine Versöhnung von Ichtrieben und libidinösen Trieben, insofern das Ich aufgefordert wird, der Libido eine gewisse Befriedigung zu gewähren und einen anderen Teil zu sublimieren. Die

Schema der Konversionshysterie:

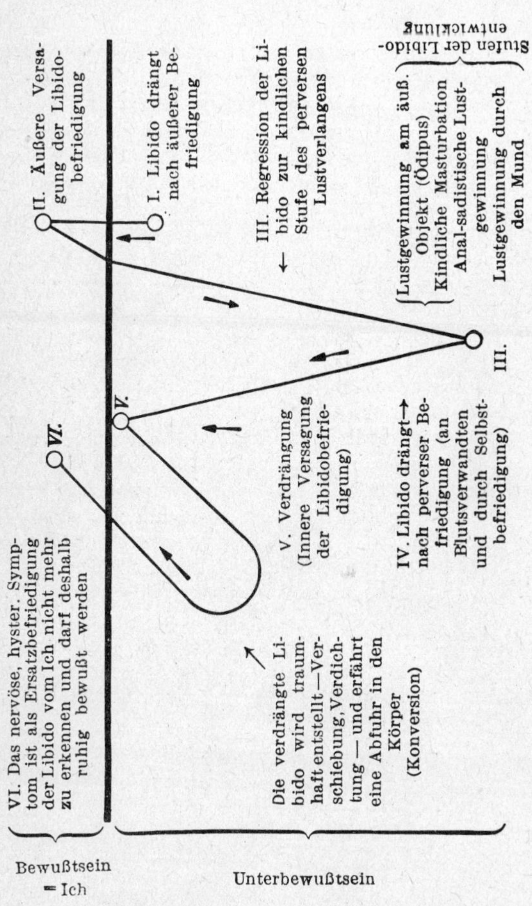

Versöhnung zwischen beiden Triebrichtungen findet in der Übertragung statt. Die Übertragung ist gleichsam eine neue seelische Erkrankung, die die Libido aus den früheren Symptomen an sich gezogen hat. Durch den Abbau dieser Übertragung, durch die Lösung der neu entstandenen Übertragungskrankheit gewinnt das Ich wieder die freie Verfügung über seine Libido.

DIE INDIVIDUALPSYCHOLOGIE

KURZER ÜBERBLICK

Die Individualpsychologie wurde vom Wiener Arzt Dr. *Alfred Adler*, dem früheren Mitarbeiter von Sigmund Freud, begründet. Sie nimmt ihren Ursprung aus einer Veröffentlichung Adlers über die Organminderwertigkeit (1907). Während die Psychoanalyse die libidinösen Kräfte des Menschen in ihrem Verlauf und in ihren Auswirkungen verfolgt, widmet die Individualpsychologie sich dem Studium der einheitlichen Persönlichkeit, ihren Minderwertigkeitsgefühlen und ihrem Machtstreben. Sie faßt den Menschen in allem, was er tut, denkt, fühlt, in seinem Traum und in seinen nervösen Symptomen als eine Einheit auf, die ein festgelegtes Programm zielstrebig zu erfüllen trachtet. Die nervösen Symptome werden nicht wie bei Freud als eine persönlichkeitsfeindliche Erscheinung aufgefaßt, sondern als eine vom Ich aus mehr oder weniger bewußt arrangierte Leistung. Keine Einzelheit des seelischen Geschehens darf jemals für sich allein, sondern immer nur im Zusammenhang mit der Gesamtpersönlichkeit gedeutet werden. Deuten im Sinne der Individualpsychologie heißt, eine menschliche Ausdruckserscheinung auf die versteckten Zielsetzungen, auf die persönliche Leitlinie zurückführen. Das menschliche Seelenleben ist zielstrebig, und einen Menschen verstehen, heißt seine Zielsetzung erfassen. Alles, was geschieht, führt die

Individualpsychologie auf das festumrissene Programm einer schon in der Kindheit ausgeprägten Persönlichkeit zurück.

Der Grundbegriff, auf den wir im ganzen Verlauf individualpsychologischer Arbeiten stoßen, ist der Begriff der Minderwertigkeit. Wir unterscheiden ein Minderwertigkeitsgefühl, das alle Kinder betrifft, und ein speziell verstärktes Minderwertigkeitsgefühl einzelner Kinder.

I. DAS ALLGEMEINE MINDERWERTIGKEITSGEFÜHL

Es kommt dadurch zustande, daß bei jedem Kind ein Mißverhältnis besteht zwischen dem Ichgefühl und der tatsächlichen körperlichen Leistungsfähigkeit. In dem Augenblick, da das Kind sich schon als ein Individuum empfindet, ist es von seiner Umgebung durch die unvollkommene Entwicklung seines Organismus abhängig. Das Kind kommt, wenn es sich auf diesem unreifen Stadium seiner Entwicklung mit den Erwachsenen vergleicht, zum Erlebnis seiner Hilflosigkeit. Dieses Gefühl der Hilflosigkeit muß jedes Kind haben, solange es den unüberbrückbaren körperlichen und seelischen Unterschied zwischen sich und seiner erwachsenen Umgebung erlebt. Durch die normale Entwicklung unter günstigen Bedingungen verschwindet dieses Minderwertigkeitsgefühl allmählich in dem Maße, wie der Unterschied zwischen dem Ichgefühl des Kindes und seiner körperlichen Reife verschwindet. Die normale Entwicklung der gesund bleibenden Kinder verläuft in der Richtung vom Minderwertigkeitsgefühl zum Selbstvertrauen, zur Ausgeglichenheit und damit zu einer richtigen, sachlichen Einstellung den Aufgaben des Lebens gegenüber.

II. DAS VERSTÄRKTE MINDERWERTIGKEITSGEFÜHL, DIE ENTMUTIGUNG

Eine Reihe von Bedingungen kann das allgemeine Minderwertigkeitsgefühl des Kindes verstärken und es zu einer besonderen Vertiefung kommen lassen. Kinder mit einem solchen verstärkten Minderwertigkeitsgefühl haben eine besondere Lebensentwicklung vor sich; sie fallen bald auf durch ihr Benehmen in der Familie, in der Schule, während der Pubertät. Ihre spätere Einstellung den Aufgaben des Berufes, der Liebe und der menschlichen Gemeinschaft gegenüber ist eine wohlcharakterisierte, die der Individualpsychologie ihre Aufdekkung verdankt. Die Momente, die aus dem allgemeinen ein verstärktes Minderwertigkeitsgefühl machen, sind folgende:

Die Organminderwertigkeit

Entdeckt das Kind an sich ein mißbildetes oder schlecht funktionierendes Organ, so wird dieses Organ Gegenstand seiner Aufmerksamkeit. Bei dem einen Kind wird diese Aufmerksamkeit eine größere, ängstlich bedachte sein, beim andern dagegen eine weniger bedeutsame. Es gibt genug Menschen mit minderwertigen Organen, die in ihrer Kindheit an dieser Tatsache gleichgültig vorbeigegangen sind, ohne daß sie sich daran ein verstärktes Minderwertigkeitsgefühl zugezogen hätten. Bei anderen Kindern dagegen kann eine hochgradige Empfindlichkeit dem Organ gegenüber eintreten mit dem Ergebnis, daß sich ein starkes Minderwertigkeitsgefühl zu entwickeln beginnt. Aus dem körperlichen Struktur- oder Funktionsfehler entsteht eine bedeutungsvolle seelische Veränderung. Das minderwertige Organ ist vererbt, das Kind hat es von seinen Eltern oder Vorfahren übernommen, und um diesen Kindheitsfehler herum baut sich die eigene seelische Persönlichkeit auf. Körperlich minderwertige Organe zeigen im Verlauf des Lebens eine gesteigerte Anfälligkeit für organische oder funktionelle Erkrankungen. Die meisten Menschen kennen ihre empfindliche Stelle ganz genau; wenn sie krank werden, macht sich die erste Störung dort bemerkbar.

In der Hervorbringung eines gesteigerten Minderwertigkeitsgefühles können auch körperliche Besonderheiten mitwirken, die keine eigentlichen Organminderwertigkeiten sind. Wenn ein auffallend häßliches Kind immer wieder auf seine Häßlichkeit hingewiesen wird, vor allem in der Umgebung von hübschen Geschwistern, so wird es Gelegenheit nehmen, ein gesteigertes Minderwertigkeitsgefühl in sich zu nähren. Auch besonders kleine, besonders große, besonders dicke, besonders magere Kinder reagieren auf ihre Abnormität mit einer Steigerung des normalen Minderwertigkeitsgefühles. Ebenso kann eine ungewöhnliche Schönheit eine schwere Belastung für das Gedeihen des Kindes darstellen. Das besonders schöne Kind zieht die Bewunderung, die Liebe, die Fürsorglichkeit in einem gesteigerten Ausmaße auf sich. Es meint, das Leben setze sich nur aus lauter Liebe und Entgegenkommen zusammen. Trifft es später einmal auf Schwierigkeiten, auf die es durch seine besondere Verzärtelung nicht vorbereitet war, so wird es erschreckt und im Tiefsten erschüttert sein und Gelegenheit zur Ausbildung eines verstärkten Minderwertigkeitsgefühles nehmen.

Im Verlauf des Lebens erweist sich das minderwertige Organ in manchen Fällen immer wieder besonders krankheitsanfällig; in anderen Fällen wird es frühzeitig vom Kind zum Gegenstand einer besonderen Beachtung und eines pflegerischen Trainings gemacht. Durch dieses früh einsetzende Training kann ein Organ, selbst wenn es der Form nach minderwertig bleibt, die Leistungsfähigkeit eines normalen Organes nicht nur erreichen (Kompensation), sondern sogar überbieten (Überkompensation). Manche Menschen, die heute ausgezeichnete Sportler und Läufer sind, haben in ihrer Jugend ein minderwertiges Herz- und Gefäßsystem gehabt. Durch das dauernde Training ist eine überdurchschnittliche Leistung zustande gekommen; in vielen Fällen, in denen später eine ausgezeichnete Funktion des Magen- und Darmkanals besteht, zeigten sich in der Kindheit ausgesprochene Störungen des minderwertigen Verdauungsapparates. Man spricht von einer funktionellen (die Leistung betreffenden) Überkompensierung. Das Organ wird nicht nur zur durchschnittlichen Leistungsfähigkeit, sondern zur *über*durchschnittlichen Leistungsfähigkeit gebracht. Neben dieser körperlichen, funktionellen Überkompensierung gibt es auch eine seelische Überkompensierung. So hat die Untersuchung gelehrt, daß viele Maler Augenstörungen haben und viele Musiker in ihrem Gehörorgan nicht in Ordnung sind. Das körperlich minderwertige Organ hat zunächst ein verstärktes Minderwertigkeitsgefühl erzeugt, was seinerseits dem Individuum einen gewissen Reiz zur Selbstüberwindung gab. Sehen und Hören wurden so, weil sie von minderwertigen Organen ausgingen, zum Gegenstand eines besonderen seelischen Interesses. Die künstlerische Leistung des Malers und Musikers stellt die seelische Überkompensierung einer minderwertigen Organleistung dar.

Man hat darauf hingewiesen, daß spezielle

Organminderwertigkeiten spezielle Charaktertypen ausbilden. So hat schon Freud auf den „Analcharakter“ aufmerksam gemacht, der, individualpsychologisch betrachtet, von einer Minderwertigkeit des Magen- und Darmkanals ausgeht. Die Minderwertigkeit des Magen- und Darmkanals äußert sich häufig in Form einer hartnäckigen Verstopfung. Das Kind ißt alles in sich hinein, ohne in der Lage zu sein, etwas von sich zu geben. Oft behält es den Stuhl bei sich, nur um seine Macht auf die Umgebung zu erproben, von der es weiß, daß sie am Vorgange seiner Stuhlentleerung interessiert ist. Dieses Insichhineinfressen wird zu einem Lebensprinzip, das später auch auf den Gelderwerb, die Ruhmerlangung ausgedehnt wird. Findet man einen Erwachsenen, der gierig Geld sammelt, es geizig anhäuft, nichts mehr davon abgeben will, der maßlos ehrgeizig und machtlüstern ist, so hat dieser Charakter seine Quelle oft in der kindlichen Organminderwertigkeit des Magens und Darmes.

Die Geschlechtsrolle

In unserer Kultur wird trotz aller Mühe der Frau, diesen Zustand zu korrigieren, der Mann immer noch als höherwertig in irgendeinem Sinne eingeschätzt. Männlich wird mit stark und oben, weiblich dagegen mit schwach und unten gleichgesetzt. Unter dem Einfluß einer falschen Erziehung wird häufig vom weiblichen Kind dieser Unterschied als sehr kraß empfunden; er gibt Veranlassung zur Bildung eines verstärkten Minderwertigkeitsgefühles. Das Mädchen fühlt sich dem Knaben gegenüber zurückgesetzt, was oft dadurch zum Ausdruck kommt, daß es versucht, es dem Knaben gleichzutun und seine Mädchenrolle abzulegen. Bei nervösen Frauen beobachtet man häufig eine Einstellung, die man als „männlichen Protest" bezeichnet. Diese Frauen fühlen sich in ihrer Weiblichkeit dem Manne gegenüber minderwertig. Dieses Minderwertigkeitsgefühl erregt in ihnen ein gesteigertes Geltungsbedürfnis in der Richtung darauf, es dem Manne gleichzutun. Sie wehren sich gegen ihre eigene weibliche Geschlechtsrolle und versuchen es, im Aussehen und im Gebaren dem Manne gleich zu werden, ja die Männlichkeit des normalen Mannes noch zu überbieten. Die Angst, weiblich zu sein, und der Ehrgeiz, sich als Mann zu bewähren, können zum herrschenden Leitmotiv der Entwicklung nicht nur bei der Frau, sondern auch beim Manne werden. Man spricht in diesem Sinne auch von einem männlichen Protest des Knaben und des Mannes.

Der männliche Protest, die Auflehnung der Frau gegen ihre als minderwertig eingeschätzte Frauenrolle, kommt immer dann besonders zur Geltung, wenn die Frau durch körperliche Vorgänge auf ihre Geschlechtsrolle hingewiesen wird, also beim ersten Auftreten der Periode, beim Eintritt der Schwangerschaft, während der Stillzeit des Kindes, in den Wechseljahren. Sie reagiert dann mit den Symptomen der Unlust, des Gereiztseins, des Erbrechens, was bedeuten soll, daß sie die ihr von der Natur aufgezwungenen Frauenfunktionen ablehnt, oder aber sie wird traurig, still, in sich verschlossen, wodurch zum Ausdruck gebracht wird, daß sie sich in diesen Augenblicken als besonders minderwertig empfindet.

Auch beim Jüngling kann der Eintritt der Pubertät den männlichen Protest herausfordern. Nun gilt es noch besonders für ihn, zu zeigen, daß er Mann ist und daß er nichts Weibliches an sich hat.

Je weniger er sich als Mann fühlt, um so stärker wird er Wert darauf legen, es zu sein. Er wird angriffslustig, unternehmend, zu allen möglichen Streichen und Abenteuern aufgelegt, nur um die männliche Wildheit zu betonen.

Die sozialen und wirtschaftlichen Verhältnisse

Das normale Minderwertigkeitsgefühl kann verstärkt werden durch eine ungünstige soziale und wirtschaftliche Situation. Kinder armer Leute entbehren oft die Zärtlichkeiten ihrer Eltern; sie müssen auf vieles verzichten, was den Kindern der Wohlhabenden gegönnt ist. Sie sind stärker heimgesucht durch englische Krankheit und Tuberkulose. Sie erleben oft die Trunksucht und die Roheit ihrer Eltern. Auch stehen sie unter einem frühzeitigen Zwange zur Arbeit. All das wirkt steigernd auf das normale Minderwertigkeitsgefühl ein. In der Berührung mit den Kindern der wohlhabenden Kreise wird das Erlebnis dieser eigenen Minderwertigkeit sehr gesteigert, so daß das Verlangen, es den andern gleichzutun, ja diese noch zu überbieten, bald von der Seele der sich minderwertig fühlenden Kinder Besitz ergreift.

Das Geltungsverlangen der armen Kinder macht sich oft bemerkbar als ausschließliches Luststreben. Das heranwachsende Individuum raucht, trinkt, geht ins Kino, pflegt Neigungen zu Verbrechen und Prostitution, nur um von seiner Minderwertigkeit loszukommen, um es den Stärkeren, Wohlhabenderen gleichzutun.

Die Familienverhältnisse

Auch die Stellung des Kindes in der Familie gibt oft zur Ausbildung eines verstärkten Minderwertigkeitsgefühles Veranlassung. Das uneheliche Kind fühlt sich dem ehelichen Kind gegenüber minderwertig, das jüngste und schwächste Kind den älteren und stärkeren Geschwistern gegenüber. Ein Mädchen unter vielen Knaben muß sich minderwertig fühlen; ein Knabe unter lauter Mädchen wird seine Männlichkeit in Gefahr sehen und darum um deren Ausbildung und Entwicklung besonders bemüht sein. Das unerwünschte Kind wird manchmal eine gewisse Vernachlässigung von seiten der Eltern erfahren und darauf, wenn es zu vergleichen beginnt, mit einem verstärkten Minderwertigkeitsgefühl reagieren. Das einzige Kind ist Gegenstand einer besonderen Verzärtelung. Kommt es in die Schule, so merkt es, daß nicht alle Welt zu dieser Verzärtelung und Rücksichtnahme bereit ist. Es fühlt sich gekränkt, entmutigt, den plötzlich auftretenden Härten des Lebens gegenüber nicht gewachsen und zieht sich auf ein verstärktes Minderwertigkeitsgefühl zurück.

Die Erziehung

Durch eine falsche Erziehung kann das Kind zu einer Steigerung des Minderwertigkeitsgefühles geführt werden. So ist die Autoritätserziehung nach den Erkenntnissen der Individualpsychologie absolut zu verwerfen. Diese versucht, den Willen des Kindes ganz unter die elterliche Autorität zu beugen. Sie verlangt einen blinden Gehorsam, statt dem Kinde durch Vernunftgründe sein Handeln zu erleichtern. Gelingt es ihr, den Willen des Kindes völlig zu brechen, so bedeutet das, daß das Kind hilflos in die Arme seines Minderwertigkeitsgefühles getrieben wird. Es kommt vielleicht durch Jahre oder überhaupt nicht mehr aus seiner Unselbständigkeit und Feigheit heraus. Gelingt es aber nicht, den Willen des Kindes ganz zu brechen, so reagiert das Geltungsstreben mit Trotz, Reizbarkeit und Überempfindlichkeit.

Vor allen Dingen hat die körperliche Züchtigung sehr oft die Wirkung, das Minderwertigkeitsgefühl stark zu unterstreichen. Es ist selten, daß Kinder die Wirkungen einer körperlichen Züchtigung seelisch restlos zu überwinden vermögen. Eine spätere Reizbarkeit oder eine sonstige unsachgemäße Einstellung dem Leben gegenüber erinnern noch beim Erwachsenen an die Wunde, die die körperliche Züchtigung der Persönlichkeitseinschätzung versetzte.

Ein verstärktes Minderwertigkeitsgefühl haben, heißt entmutigt sein. Das minderwertige Organ hat das Kind aus seinem Gleichgewicht gebracht und hat es entmutigt, an der Seite der anderen Kinder vertrauensvoll die Weiterentwicklung auf sich zu nehmen. Das einzige Mädchen unter lauter Knaben fühlt sich zurückgesetzt und entmutigt, wenn man nicht verstanden hat, unter dem Einfluß einer wohlwollenden Erziehung den Unterschied der Geschlechtsrolle als bedeutungslos hinzustellen. Das Sichentmutigenlassen ist der erste Fehltritt eines Kindes, den eine aufgeklärte Erziehung hätte verhindern können. Sich minderwertig fühlen und entmutigt sein ist gleichbedeutend. Wenn die Entmutigung tief genug ist, kann es geschehen, daß das Kind sich endgültig auf seine Minderwertigkeitskomplexe zurückzieht und jedes weitere Vertrauen dem Leben entzieht. In den anderen Fällen sucht der Ehrgeiz, das Geltungsstreben, das Fiasko einer Entmutigung wiedergutzumachen. Das Kind läßt sich aber aus dem Gleichmaß einer ruhigen Entwicklung herausreißen und produziert seelische Eigentümlichkeiten, die die glatte Anpassung an die Wirklichkeit verhindern. Der entmutigte, krankhaft ehrgeizige Mensch schießt an der richtigen Erfüllung seiner Lebensaufgaben vorbei.

III. DAS GELTUNGSSTREBEN, DER WILLE ZUR MACHT

Das Geltungsstreben ist der sichtbare Ausdruck für das Vorhandensein eines gesteigerten Minderwertigkeitsgefühles. Dieses selbst vermögen wir nicht immer nachzuweisen; wir vermuten es oft nur an dem Vorhandensein eines übermäßigen Ehrgeizes, eines Willens zur Macht, eines Geltungsstrebens. Wer sich unten, minderwertig fühlt, will nach oben, und in diesem Drang nach oben überschreitet er die Linie der ausgeglichenen Normalität und produziert seelische Eigentümlichkeiten, die auffallen.

Das Geltungsstreben kann verschiedene Wege einschlagen. Einmal kann es bewirken, daß unter seinem Anreiz die minderwertigen Organe trainiert werden. Dann aber gelingt seine Befriedigung auch im Spiel, indem sich das Kind der Einbildung von Größe und Erwachsensein hingibt. Das Geltungsstreben kann auch den merkwürdigen Weg nehmen, daß es die Minderwertigkeit unterstreicht und die Hilflosigkeit des Kindes besonders plastisch darstellt (Taktik der Schwäche). So bedeutet die kindliche Angst nichts anderes als ein verstärktes Minderwertigkeitsgefühl, das im Dienste des Geltungstriebes steht. Das Kind übt, indem es Angst produziert, einen Druck auf seine Umgebung aus, die es damit zwingt, besonders liebevoll und fürsorglich zu sein. Das Mädchen, das sich in seiner weiblichen Geschlechtsrolle minderwertig fühlt, schlägt den Weg des männlichen Protestes ein, um zur Geltung zu kommen. Der Knabe, der nur Mädchen zu Geschwistern hat, wird eine Ausbildung und Betonung seiner Männlichkeit anstreben. Die einzigen Kinder machen Schwierigkeiten beim Essen, beim Schlafengehen; sie werden ängstlich und unselbständig, um einen dauernden Druck auf die Eltern auszuüben. Sie steigern in ihrer Geltungssucht das Gefühl von Schwäche und Minderwertigkeit. Das jüngste Kind fühlt sich am kleinsten und schwächsten; es reagiert mit dem Ehrgeiz darauf, die anderen Geschwister zu überholen. Es wird dadurch maßlos ehrgeizig und kämpferisch eingestellt.

Wir fassen zusammen

Das normale Minderwertigkeitsgefühl aller Kinder wird unter günstigen Entwicklungsbedingungen im Laufe der Zeit überwunden. Ungünstige Entwicklungsbedingungen machen aus diesem normalen Minderwertigkeitsgefühl ein verstärktes. Zu diesen besonderen Entwicklungsbedingungen rechnet man das Vorhandensein einer Organminderwertigkeit oder einer körperlichen Auffälligkeit, die weibliche Geschlechtsrolle, wirtschaftliche Notlage, sozial ungünstiges Milieu, eine Sonderstellung in der Familie, die Autoritätserziehung. Das gesteigerte Minderwertigkeitsgefühl ist ein Zeichen dafür, daß das Kind nicht vermocht hat, sich reibungslos mit einer Lebenssituation auseinanderzusetzen. Im Grunde genommen ist keine Lebenssituation schwierig genug, um ein tiefes Minderwertigkeitsgefühl zu rechtfertigen. Das verstärkte Minderwertigkeitsgefühl macht sich oft nur in Form eines Geltungsstrebens bemerkbar. Das sich minderwertig fühlende Kind will sich unter allen Umständen Geltung verschaffen. Gegen dieses Geltungsstreben im Training und im Spiel ist nichts einzuwenden. Die Ausnützung der kindlichen Schwächen und Hilflosigkeiten von einem starken Geltungsstreben dagegen bildet bereits den Kern einer störenden Charakterveränderung.

IV. DIE LEBENSAUFGABEN

Sein Leben erfüllen heißt, eine nützliche Einstellung zur Gemeinschaft der Menschen finden. Der Mensch allein, für sich, außerhalb der menschlichen Gesellschaft, ist undenkbar. Er ist vom Anfang bis zum Ende seines Lebens von seinen Mitmenschen abhängig. Der erfolgreiche und geehrte Mensch ist erfolgreich und geehrt seines Dienstes an der Allgemeinheit wegen. Es sind drei Aufgaben, die dem einzelnen im Rahmen der Gesamtheit gestellt werden.

Die Erfüllung eines Berufes

Der mutige, vertrauensvolle Mensch wird seinen Beruf nicht ohne Freude und Genugtuung erfüllen; er wird in der Lage sein, sich selbst, wenigstens teilweise, in der Arbeit zu vergessen. Er wird die Arbeit bis zu einem gewissen Grade der Arbeit wegen tun. Der entmutigte Mensch hat nie das rechte Vertrauen zu seiner beruflichen Leistungsfähigkeit. Er ist auf der einen Seite ängstlich, daß er versagen könnte, auf der anderen Seite ist er ehrgeizig, mehr zu leisten als die andern. Kommt ein Mißerfolg, was bei keinem Beruf ausbleiben kann, dann fühlt er sich in seinem Ehrgeiz gekränkt und tiefer nur in seine Entmutigung hineingestoßen. Er hat keinen Mut, von neuem zu beginnen und aus dem Mißerfolg zu lernen; er zieht sich vielmehr auf den Schauplatz einer nervös-seelischen Erkrankung zurück. Nach Adler hängen alle Neurosen mit der Entmutigung und mit dem gesteigerten Geltungsstreben des Menschen zusammen. Sie sind mehr oder weniger bewußt gemacht, arrangiert; sie stellen eine Art Trick und Kunstgriff dar, um sich gleichsam für die Folgen der Entmutigung zu entschuldigen. Der entmutigte Mensch flieht vor den Anforderungen seines Berufes und flüchtet sich in eine nervöse Erschöpfung oder in eine traurige Gemütsverstimmung, um damit gleichsam entschuldigend sagen zu können: „Seht, ich bin unter der Last des Berufes zusammengebrochen, ich habe mich überarbeitet, man hat zuviel von mir gefordert, und nun kann ich nicht mehr; meine Nerven sind kaputt, und meine Kräfte sind erschöpft. Wie wollte ich doch arbeiten, und welche Erfolge würde ich haben, wenn ich gesund wäre!" Aus Rücksicht auf die Allgemeinheit, als Entschuldigung vor ihr gleichsam, arrangiert der Mutlose die Neurose, ohne daß er selbst den letzten Zusammenhang einsieht. Er merkt nicht, daß er das Opfer seiner eigenen Minderwertigkeitsgefühle ist, daß er kein Vertrauen zu sich und seiner Arbeitsfähigkeit gehabt hat, daß er aus gesteigertem Ehrgeiz heraus nicht glaubt, einen Mißerfolg ertragen zu können. Er schiebt alles auf die äußeren Belastungen und stellt sich und seine Umgebung damit zufrieden. Er vergißt, daß seelisches Kranksein nicht eine notwendige Verbindung von äußerer Ursache und innerer Wirkung bedeutet, sondern daß es die einfache Bestätigung eines vorgefaßten Minderwertigkeitsgefühles darstellt.

Die Erfüllung der Liebespflichten

Es ist Aufgabe und Pflicht jedes erwachsenen Menschen der Gemeinschaft gegenüber, sich der Liebe hinzugeben und sich fortzupflanzen. Als Hindernisse für diese Erfüllung stellen sich in den Weg die Behauptung, man habe den geeigneten Partner nicht gefunden, oder Veränderungen in der körperlichen Einstellung dem Geschlechtspartner gegenüber, wie Impotenz oder Perversität. Vom Standpunkt der Individualpsychologen sind weder die seelischen noch die körperlichen Gründe stichhaltig. Impotenz und Perversität sind nach ihnen nur Fluchterscheinungen vor der Frau. Der entmutigte Mann will sich gar nicht der Situation einer Liebesbindung aussetzen, weil er schon von vornherein die Angst hat, er könne körperlich oder seelisch versagen. Er arrangiert die Impotenz, um ein für allemal der Notwendigkeit enthoben zu sein, die Freuden, aber auch die Belastungen eines Liebeslebens auf sich zu nehmen. Auch der, der behauptet, den passenden Geschlechtspartner nicht gefunden zu haben, war nur zu feig, an seine eigene Liebesfähigkeit zu glauben. Er hält die glückliche Liebe für eine Bestimmung des Himmels und weiß nicht, daß glücklich lieben heißt, einen Dienst am andern erfüllen. Glücklich lieben wird der, der bereit ist, von sich abzusehen, um einem andern Menschen liebend zu dienen, der nicht darauf wartet, mehr Liebe zu empfangen, als er zu geben bereit ist, dem die Liebe nicht nur eine Erhöhung seiner Persönlichkeitsgefühle bedeutet.

Derjenige, der unglücklich liebt oder der aus seiner unglücklichen Liebe eine krankhafte Gemütsverstimmung gezogen hat, bringt zum Ausdruck, daß er sich mißtraut, daß er sich entmutigt fühlt, daß er eine Einbuße an Selbstschätzung erlitten hat. Wäre ihm die Liebe nur Liebesdienst am andern gewesen, so hätte eine derartige Verstimmung nicht entstehen können.

Die Erfüllung des Gemeinschaftsdienstes

Der außerberufliche und der außerhalb der Liebe stehende Dienst an der Gemeinschaft fordert eine freundschaftliche Verbindung mit mehr oder weniger zahlreichen Menschen. Der nervöse Mensch hat Angst vor einer Freundschaftsbindung, weil er sich fürchtet, auch hierin menschlich irgendwie zu versagen. Er produziert die Idee, der andere sei zu schlecht, um gar nicht mit ihm in Verbindung treten zu müssen. Der Neurotiker zieht sich von Freundschaft, Liebe und Beruf zurück, weil er keinen Mut hat, alle diese Pflichten auf sich zu nehmen. Er ist nicht fähig, diese Pflichten als sein Lebensschicksal durchzuführen, von seinem eigenen Ich abzusehen, im Dienst am anderen, an der Gemeinschaft sein Glück und seinen Frieden zu finden. Jede Geselligkeit ist ihm zuwider, er fürchtet den Vergleich mit andern, er traut sich nicht zu, daß er ein normales Gespräch führen könne, er glaubt, er würde bei Tisch unangenehm auffallen. Vielleicht schätzt er sich aber auch zu hoch ein, zu hoch, um sich an die andern zu vergeuden. In jedem Falle ist die Entwicklung in einem schädlichen Individualismus steckengeblieben. Der betreffende Mensch denkt nur an sich, er vergißt, daß er ein Glied der Gesamtheit darstellt, auf das es eigentlich gar nicht so sehr ankommt, als daß man ein großes Wesen daraus macht.

V. DAS GEMEINSCHAFTSGEFÜHL UND DIE NEUROSE

Gesund sein heißt, eine sachliche Einstellung dem Berufe, dem andern Geschlecht und den Mitmenschen gegenüber gefunden zu haben. Eine sachliche Einstellung ist frei von einer übertriebenen Empfindlichkeit, Reizbarkeit, von Angst und Scheu, von Schüchternheit und maßlosem Ehrgeiz. Es besteht eine geradlinige Verbindung von Aufgabe und Erfüllung. Nur derjenige ist gesund und sachlich

Unter individualpsychologischer Betrachtung vollzieht sich die

Normale Entwicklung

vom allgemeinen Minderwertigkeitsgefühl ⟶ zu Selbstvertrauen ⟶ sachlicher Lebenseinstellung, d. h. Erfüllung von
- Beruf
- Liebe und Fortpflanzung
- Freundschaft und Hilfsbereitschaft

Gestörte Entwicklung

vom allgemeinen Minderwertigkeitsgefühl über
- Organminderwertigkeit
- Geschlechtsrolle
- Wirtschaftliche und soziale Ungunst
- Sonderstellung in der Familie
- Falsche Erziehung

zum verstärkten Minderwertigkeitsgefühl

↓

Das verstärkte Minderwertigkeitsgefühl wirkt sich aus als
- Feigheit, Mutlosigkeit, Hilflosigkeit, Schwäche
- oder
- Geltungsstreben
  - Geltung im Spiel
  - Über Training zu sachlicher Lebensleistung und zu Erfolg
  - Scheinerfolg in der Neurose, d. h.

Ausnützung des Minderwertigkeitsgefühls zu Geltungszwecken (Taktik der Schwäche). — Verfehlte Einstellung der Gemeinschaft und den Lebensaufgaben gegenüber. — Mißerfolg im Leben steigert rückläufig Geltungsstreben und Minderwertigkeitsgefühl.

eingestellt, der sich als dienendes Glied der Gesamtheit empfinden kann, der weiß, daß er seinen Wert und seine Bedeutung von der Allgemeinheit empfängt. Individualpsychologie treiben heißt, Aufklärung darüber empfangen, daß der Individualismus, die Betonung der Einzelerscheinung des Menschen, ein Irrtum ist, zu Störungen im körperlichen und seelischen Wohlbefinden führt und daß nur die reibungslose Eingliederung in die Gemeinschaft der Menschen Wohl und Gedeihen im Leben verbürgen kann.

Eine nervöse Erkrankung bringt zum Ausdruck, daß diese Eingliederung in die Gemeinschaft der Menschen und eine sachliche Einstellung mißlungen sind. Zwar hat auch der Neurotiker ein Gefühl dafür, zur Gemeinschaft zu gehören und dieser Gemeinschaft gegenüber verantwortlich zu sein, aber er kann sich nicht zur Übernahme und sachlichen Erledigung seiner Lebensaufgaben entschließen. Er kann es nicht, weil er entmutigt ist, weil er den logischen Irrtum begangen hat, sich Minderwertigkeitsgefühle anzueignen, und weil er sich in einem unzweckmäßigen Spiel von Empfindlichkeit und Geltungsstreben trainiert hat. Hat er einmal angefangen, eine Lebenssituation darauf einzuschätzen, ob sie auch seine volle Bedeutung anerkenne, ob sie ihm gerecht werde und nicht in irgendeinem Sinne Unrecht tue, so wird er stets in der Lage sein, eine Bedrohung seines Persönlichkeitsgefühls, eine Steigerung seines Gefühles der Minderwertigkeit und der Entmutigung und dadurch einen neuen Reiz zum ehrgeizigen Kampf zu beziehen. Der sich minderwertig fühlende, ehrgeizig vorwärtsstrebende Mensch kann es zu einem großen Ansehen in der Gesellschaft bringen, sofern er sich trainiert, sofern er versucht, die Anpassung ans Leben nicht ganz zu verlieren, sofern er bereit ist, einen gelegentlichen Mißerfolg auf sich zu nehmen. Das Auftreten einer Neurose besagt aber, daß das Mißverhältnis von Minderwertigkeit und Geltungsstreben zu groß war, daß man sich nicht aufgelegt fühlte, eine gelegentliche Entmutigung, einen Mißerfolg auf sich zu nehmen.

Es kommt für die individualpsychologische Betrachtung nicht darauf an, ob sich eine Neurose in Form von Zwangserkrankung, von Hysterie oder von Angststörung vollzieht; es gibt nur einen nervösen Charakter, und die nervös-seelischen Symptome bedeuten Kunstgriffe dieses Charakters, um der Gemeinschaft gegenüber ein Ziel zu erreichen. Der Neurotiker fühlt sich zu schwach, um das gewöhnliche Lebensschicksal auf sich zu nehmen; er glaubt sich aber trotzdem der Gesellschaft gegenüber verpflichtet, eine Arbeit zu bewältigen, eine Leistung zu vollbringen. Auf der einen Seite das Gefühl, nichts leisten zu können, auf der andern Seite die Pflicht, es doch zu tun, führen den Neurotiker dazu, einen Kunstgriff zu erfinden, der ihm gelingt, ohne daß er die Zusammenhänge begreift. Dieser Kunstgriff, dieses Arrangement, dieser Trick ist eben die seelische Erkrankung, die ihm auf der einen Seite Geltung verschafft. Sie ermöglicht ihm, die Umgebung zu tyrannisieren, sich Beachtung, Rücksichtnahme zu erzwingen, sich vor der Arbeit und der Erfüllung der Lebensaufgaben zu drücken. Auf der andern Seite aber bedeutet die Neurose der Gesellschaft gegenüber eine Entschuldigung dafür, daß eine wirkliche Arbeitsfähigkeit nicht möglich ist. Der nervöse Charakter produziert die Neurose, um sich die Rechte und die Anerkennung einer wirklichen organischen Erkrankung zu verschaffen. Er tritt dafür ein, daß die nervöse Erkrankung einer organischen Erkrankung gleichgesetzt werden müsse. Der Neurotiker steht in einem gespannten Verhältnis zur Gemeinschaft, und er hat sich ein Machtmittel konstruiert, das ihm ermöglicht, ohne die Forderungen der Allgemeinheit zu erfüllen, doch die gleichen Rechte zu genießen, die die Gesellschaft nur demjenigen gewährt, der zu einer sachlichen Leistung bereit ist. Auch die Geisteskrankheiten stellen eine Flucht des tief entmutigten Menschen vor den Aufgaben des Lebens dar.

VI. DIE INDIVIDUALPSYCHOLOGISCHE BEHANDLUNG

Sie vollzieht sich in Form eines freundschaftlichen Gesprächs zwischen Arzt und Patient. Jede Einmischung von ärztlicher Autorität soll vermieden werden. Das Verhältnis der Behandlung ist ein wohlwollendes, freundschaftliches. Die Situation der Psychoanalyse, die liegende Stellung des Patienten, ist ganz aufgegeben und dafür das offene Gegenüber gesetzt. Die nervösen Symptome treten in ihrer Beachtung gegenüber der Gesamtpersönlichkeit sehr zurück. Es kommt zunächst darauf an, zu erfahren, wie die Persönlichkeit konstruiert ist, die man vor sich hat. Man läßt sich von Beruf und Berufsschwierigkeiten erzählen, von Arbeitslust, Ehrgeiz und Erfolg oder von Enttäuschungen und mangelhafter Leistungsfähigkeit. Man orientiert sich über das Geschlechtsleben und die Stellung zu Ehe und Fortpflanzung. Natürlich interessiert auch die sonstige Beziehung zu den Mitmenschen und zur Gemeinschaft, das Verhältnis zu Familienangehörigen, eventuelle Konflikte in der Familie, Freundschaften, der Grad des Interesses für das Schicksal anderer Menschen. Dabei achtet man sehr auf die Haltung und das Gebaren des Patienten, ob er sich durch eine scheue, ängstliche Einstellung dem Arzt gegenüber als entmutigt verrät oder ob er durch sein ganzes Benehmen zum Ausdruck bringt, wie sehr er es auf Geltung und Anerkennung angelegt hat. Die gegenwärtige Neurose muß als Zielsetzung der so kennengelernten Persönlichkeit verstanden werden. Welche Vorteile gewinnt der Patient durch sie? Hat sie ihm ermöglicht, einer Schwierigkeit der Liebe oder des Berufes zu entgehen? Hat sie ihn in den Stand gesetzt, einen andern Menschen zu bestrafen? Ist er dadurch zum Gegenstand einer allgemeinen Rücksichtnahme und Fürsorge geworden? Es ist zweckmäßig, den Patienten zu fragen: „Was würden Sie tun, wenn Sie jetzt gesund wären?“ Der eine wird sagen: „Ich würde Geld verdienen.“ Der zweite: „Ich würde mein Examen machen.“ Der dritte: „Ich würde mich verheiraten.“ Das bedeutet aber nur, daß der Patient in Wirklichkeit durch seine Krankheit diesen Lebensaufgaben entgehen will. Er hat seine Neurose produziert, weil er nicht glaubt, in der Lage zu sein, Geld zu verdienen wie andere, weil er es nicht ertragen könnte, weniger oder nur ebensoviel zu verdienen wie diese. Er hat das Arrangement der Krankheit gemacht, um sich nicht dem Examen aussetzen zu müssen, denn erstens glaubt er nicht, daß er es schaffen könnte, und zweitens ist ihm der Gedanke unerträglich, durchzufallen. Er rettet sich vor der Möglichkeit einer solchen Katastrophe, indem er sich auf seine Neurose zurückzieht. Dann kann er sagen: „Was würde ich doch für ein ausgezeichnetes Examen machen, wenn ich nicht krank wäre!“ Im dritten Fall soll durch den Ausbruch der Neurose das Eingehen der Ehe verhindert werden. „Ich möchte so gern, aber ich kann nicht", ist die Formel jeder nervösen Erkrankung, individualpsychologisch übersetzt: „Ich will nicht, denn ich habe keine Courage dazu!" Es ist natürlich, daß die Kindheitsvorgeschichte, die Familienverhältnisse, die soziale und wirtschaftliche Lage, die Art der Erziehung mit zum Gegenstand einer ergiebigen Aussprache gemacht werden. Als wertvoll hat sich auch erwiesen, nach den ersten Kindheitserinnerungen zu fragen, weil es nicht bedeutungslos sein kann, welcher Art die Erinnerungen sind, die sich aus so früher Zeit erhalten haben. Kränkungserlebnisse als erste Kindheitserinnerungen deuten auf die frühe Entmutigung.

Die individualpsychologische Behandlung nervöser Menschen läuft auf die Erteilung eines individualpsychologischen Unterrichts hinaus. Der Patient muß in vielen Situationen seines persönlichen Lebens das Spiel von Entmutigung und Ehrgeiz einsehen lernen; er muß dazu gebracht werden, eine sachliche Einstellung dem Leben gegenüber zu gewinnen. Er muß durch die freundliche Aufklärung und Anregung seines Arztes zu einer allmählichen Ermutigung geführt werden. Das Training am Leben selbst, die Übernahme von sachlichen Lebensleistungen unter Verzicht auf Gekränktsein und Mehrseinwollen, bringt im Laufe der Zeit den Neurotiker zu einer gesunden Lebensbetätigung.

VII. PSYCHOANALYSE UND INDIVIDUALPSYCHOLOGIE

Es dürfte interessant sein, einige von den psychoanalytischen Begriffen unter individualpsychologischer Beleuchtung zu betrachten. – Unter Angst haben wir analytisch eine Form der verdrängten, unbefriedigten, verwandelten Libido kennengelernt. Individualpsychologisch bedeutet die Angst ein im Dienste des Geltungsstrebens verstärktes Minderwertigkeitsgefühl. – Unter dem Kastrationskomplex verstanden wir dort eine Angst- und Haßentwicklung infolge einer Libidoeinschränkung durch den Vater; hier verstehen wir unter einer Kastrationsangst einfach die spätere Form des Minderwertigkeitsgefühles. – Mit dem Ödipuskomplex charakterisierte Freud die libidinöse Bindung an die eigenen Blutsverwandten als eine normale Erscheinung in der Libidoentwicklung. Bei Adler bedeutet der Ödipuskomplex ein nervöses Symptom, einen Vorwand für die Ablehnung der normalen Geschlechtsbeziehungen. Impotenz und Perversionen waren dort Ausdruck einer fixierten oder zurückgefluteten Libido; hier bedeuten sie nur eine Angst vor der Frau, ein Minderwertigkeitsgefühl vor der Übernahme der normalen Geschlechtsrolle. Die Neurose ist bei Freud die Ersatzbefriedigung für die verdrängte Libido, bei Adler ein Machtmittel der Persönlichkeit zur Erreichung von bestimmten Zielen. Während bei Freud die innere und die äußere Versagung der Libidobefriedigung als Ursache der Neurose angeschuldigt werden, löst bei Adler der Prestigeverlust, die Einbuße an persönlichem Ansehen, die Neurose aus.

VERDEUTSCHUNG DER FREMDWÖRTER

Abreaktion: befreiender Gefühlsausbruch.

Aktualneurose: Neurose, die durch eine aktuelle Schädlichkeit entstanden ist (Neurasthenie, Hypochondrie, Angstneurose).

Anus: After.

anal: zum After gehörig.

Autoerotik: Lustgewinnung am eigenen Körper.

Dementia praecox: jugendliches Irresein.

determinieren: bestimmen.

funktionell: die Leistung betreffend.

Genitalien: Geschlechtsorgane.

Hypochondrie: krankhafte Gemütsverstimmung.

Inzest: Blutschande.

Kastration: Entmannung, Abschneidung der Genitalien.

Katharsis: Abreaktion in der Hypnose.

Kompensation: Ausgleich.

Komplex: eine von gemeinsamem Gefühlston zusammengehaltene Gruppe von Gedanken und Erlebnissen.

Konversion: Abfuhr einer seelischen Erregung in den Körper.

latent: verborgen.

Libido: Geschlechtskraft.

manifest: offensichtlich.

Masochismus: Lustgewinnung durch Schmerzerduldung.

Masturbation: Selbstbefriedigung.

Neurasthenie: Nervenschwäche.

Neurose: nervös-seelische Erkrankung.

Onanie: Selbstbefriedigung.

Orgasmus: Höhepunkt der geschlechtlichen Lust.

Paranoia: Verrücktheit.

pervers: der richtigen Art entgegengesetzt.

Perversion, Perversität: geschlechtliche Verkehrtheit

Phobie: Angst.

Psychoneurose: Sammelbegriff für Übertragungsneurose (Hysterie, Zwangsneurose) und narzißtische Neurose (Dementia praecox, Paranoia, Melancholie).

Sadismus: Lustgewinnung durch Schmerzzufügung.

Symbolik: Darstellung eines Gedankens in Form eines Sinnbildes.

Überkompensation: Überausgleich.

QUELLENANGABE

Für die Psychoanalyse:

Prof. Dr. *Sigmund Freud:* Vorlesungen zur Einführung in die Psychoanalyse.
— Geschichte der psychoanalytischen Bewegung.
— Psychopathologie des Alltagslebens.
Internationaler Psychoanalytischer Verlag, Leipzig, Wien, Zürich.
Federn-Meng: Das psychoanalytische Volksbuch. Hippokrates-Verlag, Stuttgart.

Für die Individualpsychologie:

Dr. *Alfred Adler:* Über den nervösen Charakter. J. F. Bergmann Verlag, München und Wiesbaden.
— Studien über Minderwertigkeit von Organen. München, Verlag von J. F. Bergmann, 1927.
Dr. *Erwin Wexberg:* Individualpsychologie. S. Hirzel Verlag, Leipzig 1928.
Dr. *Fritz Künkel:* Einführung in die Charakterkunde. S. Hirzel Verlag, Leipzig 1929.

Für ärztliches Studium und Praxis:

Dr. *Karl Birnbaum:* Die psychischen Heilmethoden. Georg Thieme Verlag, Leipzig 1927.

INHALT

VERÖFFENTLICHUNGEN DES VERFASSERS IN WISSENSCHAFTLICHEN ZEITSCHRIFTEN

Medizet Nr. 23, 1925: Das Wunder der Selbstbeeinflussung.

Med. Klinik Nr. 7 und 8, 1927: Massensuggestion als Einführung in die Kunst der Selbstbeeinflussung. Methode Coué.

Deutsche Med. Wochenschrift Nr. 3, 1927: Zwei interessante Fälle von schwerer Hysterie.

Münchner Med. Wochenschrift Nr. 11, 1928: Zum Kapitel Coué.

Münchner Med. Wochenschrift Nr. 32, 1929: Drei Jahre Klinik und Poliklinik der Massensuggestion. Methode Coué.

Med. Klinik Nr. 2, 1939: Klinische Massensuggestion.

Münchner Med. Wochenschrift Nr. 12, 1940: Seelische Beeinflussung in der Gemeinschaft.

Alfred Brauchle

IN RECLAMS UNIVERSAL-BIBLIOTHEK

Hypnose und Autosuggestion

UB Nr. 7028

Naturgemäße Lebensweise

UB Nr. 7052

Psychoanalyse und Individualpsychologie

UB Nr. 7085

Von der Macht des Unbewußten

Tiefenpsychologie

UB Nr. 7617

PHILIPP RECLAM JUN. STUTTGART